DOCUMENTS

POUR SERVIR A

L'HISTOIRE DU SEIGLE ERGOTÉ

PAR

LE Dᴿ A.-H. LETEURTRE

ANCIEN ÉLÈVE LAURÉAT (3 1ᵉʳˢ PRIX) DE L'ÉCOLE DE MÉDECINE D'ARRAS,
ANCIEN INTERNE DES HÔPITAUX CIVIL ET MILITAIRE DE LA MÊME VILLE,
EX-CHIRURGIEN AUX AMBULANCES VOLANTES DE LA SOCIÉTÉ DE SECOURS AUX BLESSÉS
ET AUX AMBULANCES MUNICIPALES DU Xᵉ ARRONDISSEMENT,
EX-CHIRURGIEN-MAJOR AU 167ᵉ BATAILLON (21ᵉ RÉGIMENT DE PARIS),
MÉDECIN DE LA SOCIÉTÉ DE SECOURS MUTUELS DE LA PORTE SAINT-MARTIN.

PARIS

ADRIEN DELAHAYE, LIBRAIRE-ÉDITEUR

PLACE DE L'ÉCOLE-DE-MÉDECINE

—

1871

DOCUMENTS

POUR SERVIR A

L'HISTOIRE DU SEIGLE ERGOTÉ

DOCUMENTS

POUR SERVIR A

L'HISTOIRE DU SEIGLE ERGOTÉ

PAR

LE Dʳ A.-H. LETEURTRE

ANCIEN ÉLÈVE LAURÉAT (3 1ᵉʳˢ PRIX) DE L'ÉCOLE DE MÉDECINE D'ARRAS,
ANCIEN INTERNE DES HÔPITAUX CIVIL ET MILITAIRE DE LA MÊME VILLE,
EX-CHIRURGIEN AUX AMBULANCES VOLANTES DE LA SOCIÉTÉ DE SECOURS AUX BLESSÉS
ET AUX AMBULANCES MUNICIPALES DU Xᵉ ARRONDISSEMENT,
EX-CHIRURGIEN-MAJOR AU 167ᵉ BATAILLON (21ᵉ RÉGIMENT DE PARIS),
MÉDECIN DE LA SOCIÉTÉ DE SECOURS MUTUELS DE LA PORTE SAINT-MARTIN.

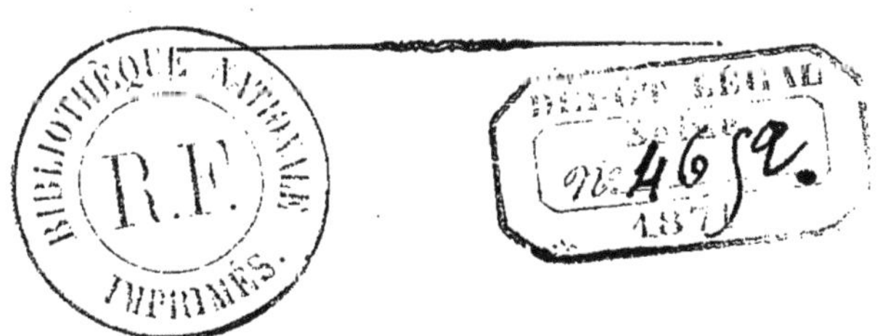

PARIS

ADRIEN DELAHAYE, LIBRAIRE-ÉDITEUR

PLACE DE L'ÉCOLE-DE-MÉDECINE

—

1871

A. M. le Professeur G. SÉE.

Monsieur,

En vous dédiant cette œuvre, je me propose surtout de rendre hommage au zèle que vous avez mis à donner aux études médicales une portée rationnelle toute particulière. Grâce à vos travaux, contemporains de ceux de Vulpian, de Claude Bernard, de Brown-Sequard, de Charcot et de plusieurs autres qui, pour être moins connus, n'en sont pas moins dignes de notre estime, la médecine peut sortir maintenant de l'ornière où la précipitaient l'empirisme et la routine combinés. Grâce à vous le mot *experentia fallax* n'est plus vrai, car la lumière jaillira de plus en plus brillante de l'expérimentation. C'est un progrès immense fait par la méthode philosophique; la seule vraie, c'est un bienfait pour la médecine future, une gloire pour le xixe siècle.

J'aurais voulu, donnant à ce travail une plus grande étendue, y relater des expériences que depuis longtemps je caressais, en moi-même et que je me promettais de faire. Malheureusement, les circonstances m'ont empêché de consacrer plus de temps à cet opuscule qui, dès-lors, ne sera que la première partie d'un mémoire plus important que je publierai sous peu, dès que j'aurai pu terminer les expériences que les événements malheureux de ces derniers mois m'ont forcé d'interrompre et qui pourront, peut-être, jeter quelque lumière sur l'action du seigle ergoté sur l'économie.

Je me suis donc occupé, dans cette monographie, de rassembler le plus de documents qu'il m'a été possible de rencontrer dans les auteurs pour servir à l'histoire du seigle ergoté, cet agent si terrible dans ses manifestations morbifères, si précieux dans ses effets thérapeutiques.

Voici en peu de mots le plan que je suivrai. Dans une première partie je ferai l'histoire chronologique de l'ergotisme ; dans une seconde, son histoire pathologique. Dans une troisième partie j'aborderai l'étude de l'ergot et dans une quatrième et dernière division j'exposerai ses principales indications médicales.

Puisse cet essai n'être pas jugé par vous indigne de votre faveur. S'il vous semble ne pas la mériter, excusez-moi de l'avoir mis sous votre patronage, mon excuse est toute dans le désir que j'avais de vous témoigner publiquement toute la reconnaissance que, depuis longtemps, m'a inspirée votre bonté pour moi qui suis et serai toujours votre élève tout dévoué.

A. LETEURTRE.

DOCUMENTS

POUR SERVIR A

L'HISTOIRE DU SEIGLE ERGOTÉ

PREMIÈRE PARTIE

HISTOIRE CHRONOLOGIQUE DE L'ERGOTISME.

Il semblerait, de prime abord, que les peuples anciens n'aient pas été éprouvés par l'ergotisme, car pas un auteur, grec ou latin, n'en fait mention d'une manière formelle.

On serait, cependant, tenté de trouver quelque rapport entre l'affection qui nous occupe ici et la peste qui, vers la sixième année de la guerre du Péloponèse, c'est-à-dire 425 ans avant notre ère, ravagea l'Attique après avoir dévasté l'Éthiopie, l'Égypte et la Perse.

Près de 20,000 habitants de l'Attique succombèrent à cet épouvantable fléau, et Périclès, après avoir vu mourir ses meilleurs amis, sa sœur, son fils Xantippus et son plus jeune enfant, Paraclus, tomba lui-même victime de l'épidémie.

Ce n'est pas, il faut le regretter, à un médecin que nous devons la relation de cette peste. Hippocrate à qui l'on se plaît à prêter, en cette occasion, une héroïque réponse aux offres que lui faisait Artaxerce, Longue-Main, n'en dit pas un mot, et le dévouement que tous s'accordent à lui attribuer, en cette circonstance, repose, comme l'a fait judicieusement remarquer M. Anglada, dans son *Histoire des maladies éteintes*, sur des documents péremptoirement démontrés apocryphes par M. Littré.

C'est Thucydide qui, d'une façon magistrale, nous en a donné la description, véritable modèle d'exactitude et d'attentive observation.

Empruntons lui donc quelques lignes de ce long et magnifique chapitre, où il fait un si touchant tableau des ravages causés par la maladie dans l'Attique. Ce ne sera pas, pour nous, une inutile digression. Nous y rencontrerons des liens étroits entre cette épidémie et celles qui plus plus tard, et sous des noms différents, devaient si fatalement éprouver l'Europe.

« Le malade, dit Thucydide, ressentait d'abord une chaleur excessive à la tête. Les yeux étaient rouges et enflammés. La langue et l'arrière-gorge prenaient rapidement une couleur sanglante. L'haleine était horriblement fétide. Bientôt survenaient des éternuements répétés, et la voix prenait un timbre rauque. Peu après, le mal gagnait la poitrine et provoquait une toux violente ; lorsqu'il se fixait sur l'estomac, les malades avaient des nausées et des vomissements, avec de vives douleurs. La plupart étaient tourmentés par un hoquet incessant, accompagné de violentes convulsions, passagères chez les uns, fort tenaces chez d'autres. La peau n'était ni chaude au toucher, ni jaune, mais rougeâtre, livide, et se couvrant de pustules et d'ulcères. L'ardeur intérieure qui consumait les malades était telle qu'ils ne pouvaient supporter les plus simples vêtements ni la moindre couverture ; ils préféraient rester nus et aspiraient à se plonger dans l'eau fraîche.

« Il y en eut un grand nombre qui, trompant la vigilance de leurs gardiens, se précipitèrent dans les puits pour tâcher de calmer les tourments de leur soif. Du reste, on avait constaté que ceux qui buvaient largement n'étaient pas plus soulagés que ceux qui étaient privés de boisson. L'agitation ne laissait pas un instant de repos. L'insomnie était constante. Chose digne de remarque ! les progrès de la maladie n'épuisaient pas les patients qui soutenaient, au contraire, la lutte avec plus de vigueur qu'on ne l'aurait supposé. Aussi la plupart ne succombaient à l'ardeur dont ils étaient dévorés que vers le septième ou neuvième jour, conservant un reste de forces. Chez ceux qui dépassaient ce terme, le mal s'emparait du bas-ventre et provoquait l'ulcération de l'intestin, suivie d'énormes déjections alvines qui amenaient un affaiblissement mortel.

« C'est ainsi, que la maladie qui commençait par la tête, finissait par s'étendre des parties supérieures à tout le reste du corps.

« Quand les sujets avaient pu résister à ces terribles assauts, le mal se portait sur les extrémités, et la gangrène dévorait les organes génitaux, les doigts des mains et des pieds.

« Chez plusieurs, ces parties toutes mortifiées se détachèrent, la mort en était souvent la conséquence, et bien peu survivaient à ces mutilations. »

Si de ce qui précède on rapproche la description de la peste d'Égine par Lucrèce, on est également frappé du point de ressemblance que ces deux affections présentent entre elles et de la relation que toutes deux offrent avec cet état pathologique particulier, attribué par les auteurs plus modernes à l'ingestion d'ergot dans l'alimentation, à savoir les convulsions et la chûte des membres gangrénés.

Il est impossible de lire cette page du poëte latin qui, quatre cents ans après l'épidémie racontée par l'historiographe grec, en fit un tableau tellement saisissant qu'on peut lui appliquer cette parole des anciens : *Ut pctura poesis*, sans être frappé de la grande ressemblance dont je parle entre ce que les écrivains antiques désignaient sous le nom de *lues* et ce que, depuis, nous avons désigné sous le nom d'*ergotisme*.

Galien affirme que la carie et la rouille des grains sont la cause de maladies pestilentielles et charbonneuses. Pline pourrait bien par ces mots : *Nigritia triste* (que les traducteurs ont rendus par l'expression : « c'est un triste signe quand le pain noircit) » pourrait bien, dis-je, faire allusion au développement de l'ergot sur les épis de seigle.

César, dans ses *Commentaires*, rapporte qu'une maladie épidémique causée par l'usage de grains corrompus, se déclara pendant le siége de Marseille et fit de nombreuses victimes. Était-ce du seigle ergoté qu'il s'agissait ? Le général historien ne s'explique pas à ce sujet, aussi est-ce sous toute réserve, et dans le but seul d'être complet, que je relate ce fait.

Le traducteur des *Récréations physiques*, de Morel de Saint-Pétersbourg, le baron Parmentier, qui s'occupa avec tant de soin des substances alimentaires, insinue que Plaute et Ovide ont voulu, sans doute, désigner l'*ergotisme*, en parlant de l'ivresse causée par l'usage du Loïolum dans l'alimentation.

Je ne veux pas, ici, disserter sur la valeur scientifique de ces diverses assertions. La controverse pourrait être trop longue et, somme toute, n'aurait pas, au point de vue purement médical, une assez grande importance pour que je consente à m'y engager. Je n'avais par ce qui précède qu'un seul but : faire connaître la manière de voir de certaines personnes sur l'origine des maux attribués à l'ergot de seigle.

Certains auteurs semblent disposés à n'accorder à cette affection le droit d'existence qu'à partir du x° siècle. Pourquoi donc les anciens qui, en certains pays, en certains temps se nourrissaient avec la farine de seigle, auraient-ils été plus exempts des résultats déplorables de cette alimentation malsaine et toxique, que les populations du moyen âge et même des temps modernes ?

Évidemment il y eut là soit une confusion de mots, soit une distinction exagérée entre des épidémies de même nature.

Toujours est-il qu'il nous faut remonter jusqu'à la fin du xvi° siècle pour trouver, dans les livres de sciences, une mention formelle des désordres exercés sur l'organisme par l'ergot.

Les historiens avaient, en cela, pris l'avance sur les savants.

Frodoart ou Flodoart, chanoine de la cathédrale de Reims, où il mourut en 996, parle, pour la première fois, d'une maladie pestilentielle que les Parisiens désignaient sous le nom de *Feu sacré* et qui, en 944 et 945, dévasta leur ville.

« L'an 945, dit-il, en ses chroniques, dans la ville de Paris et dans les nombreux villages des environs, la « Plaie du Feu, » *Ignis plaga*, attaquait les membres et les consumait entièrement, petit à petit. Quelques-uns survécurent, grâce à l'intercession des saints. Mais un grand nombre furent guéris dans l'église de Notre-Dame de Paris. Tous ceux qui s'y rendirent furent sauvés. Le comte Hugue les nourrit à ses frais. Quelques-uns, se croyant délivrés, tentèrent de revenir chez eux, mais ce feu se ralluma et ne s'éteignit, à nouveau, que par leur retour à l'Église. »

Notre-Dame était, en effet, au dire de l'historiographe Sauval, (*Antiquités de Paris*, livre X, 1724,) transformée en hôpital. Elle contenait parfois plus de six cents malades, et une charte du temps prescrivait d'allumer six lampes, toutes les nuits, devant l'hôtel de la Vierge, au lieu même où s'étaient rendus les malades atteints du feu sacré.

Certes, ce fait, pour les amoureux du surnaturel, doit être d'un précieux secours pour l'explication des miracles. En effet, cette maladie dont les ravages furent tels que dans plusieurs contrées, les princes et les seigneurs, verreux alors comme toujours en fait d'honneur et d'équité, frappés d'épouvante, firent entre eux une sorte de pacte, « afin, dit Henri Martin, de détourner la colère de Dieu en observant la paix et la justice; » cette maladie, donc, envoyée sur terre pour punir les hommes par la Divinité irritée, était, au désir du souverain maître, modifiée, limitée dans ses désastreuses conséquences, non point au prix d'un sincère repentir, mais en échange de quelques onces de cire brûlées sur un trépied!..

Examinons la question. Elle en vaut la peine.

Le pestiféré dont les membres étaient déjà atteints par la maladie arrivait à Notre-Dame. Bientôt, comme par enchantement, ses maux cessaient. Pourquoi?... Ses prières, sa contrition sincère, avaient assurément désarmé le Tout-Puissant..... Non point. La bonté compatissante du duc Hugues faisait, qu'en franchissant le seuil de la Métropole, les malheureux malades recevaient une nourriture tirée de ses propres greniers.

Or, dans ce temps, comme dans le nôtre, nos maîtres ne partageaient pas la nourriture du prolétaire; si bien qu'ils ne subissaient pas l'influence fâcheuse et délétère de la provende avariée. La réciproque était vraie. Le prolétaire, en effet, en recevant de son seigneur la nourriture, fournie par ses soins, recevait, en même temps une alimentation plus saine sous l'influence de laquelle disparaissaient les calamités résultant de leur victuaille infestée.

Au miracle!.... criaient aussitôt les guéris. Puis ramassant leur crochette, désormais inutile, et les bribes de leur dernier repas, ils retournaient chez eux tout guillerets, bénissant les apôtres et les saints pour le miracle accompli. Joie éphémère!... La maladie reparaissait bientôt. C'est, en effet, qu'en quittant la grille de Notre-Dame, ils perdaient la réconfortante nourriture fournie par le duc Hugues pour reprendre leur farine intoxiquée. L'affection qui en était la conséquence, les reprenait bientôt et les jetait de vie à trépas, à moins que, ayant la bienheureuse inspiration, sagement provoquée, du reste, par qui de droit, et la force de revenir à Notre-Dame, leurs prières accompagnées du bon pain du duc Hugues leur rendissent soulagement et santé.

En l'an 993, dit Rodolphe Glaber, dans ses Chroniques, une maladie meurtrière régnait parmi les hommes. C'était une sorte de feu caché, *ignis occultus*, qui attaquait les membres et les détachait du tronc après les avoir consumés. Chez un grand nombre, « l'effet dévorant de ce feu s'opéra dans l'espace d'une nuit. »

Mezerai, dans son *Histoire de France*, t. II, P. 5., 1685, rend compte en ces termes de la même épidémie : « En cette année 993-94, dit l'historiographe de Louis XIII, un feu inconnu que l'on nommait « mal des ardents, » et qui avait déjà fait de grands ravages, se ralluma et tourmenta cruellement la France.

« Il prenait tout d'un coup et brûlait les entrailles ou quelques parties du corps, et bienheureux qui en estait quitte pour un bras ou pour une jambe !... Le fléau fut cause qu'on fit de grandes libéralités aux églises des saints de qui l'on croyait avoir ressenti du secours dans ces horribles douleurs. On dit que ce mal, en l'année 994, emporta, dans l'Aquitaine, l'Angoumois, le Périgord et le Limousin, plus de 40,000 personnes en peu de jours. »

« Dans ce temps-là, dit le moine Adhémar, à propos de la même épidémie, un feu pestilentiel, *pestilentiæ ignis*, embrâsa les populations du Limousin. Un nombre infini de personnes des deux sexes étaient consumées par un feu invisible. Tous les évêques de l'Aquitaine, assemblés à Limoges, montrèrent au peuple le corps de saint Martial, et bientôt la maladie cessa. »

On lit dans la *Vie d'Adalbéron II, évêque de Metz*, écrite par Constantin, abbé de Saint-Symphorien, de la même ville, que vers l'an 1000, il y eut une maladie analogue qui dévasta la Bourgogne. C'était un feu dévorant qui s'emparait des mains et des pieds. L'eau versée sur les parties atteintes se vaporisait, comme si on l'eût versée sur du fer rougi au feu, et ces parties, elles-mêmes, ne tardaient pas à se séparer spontanément du corps des malheureux atteints par le mal. Adalbéron les recevait dans sa maison d'Épinal et les y pansait. « Il en recueillit ainsi jusqu'à 80 et même 100 par jour, ajoute la chronique, et plusieurs de ces infortunés y arrivaient avec des membres perdus pendant la route. »

Le bénédictin Glaber, dont j'ai, plus haut, rapporté le dire sur l'épidémie de 994, ajoute dans ses Chroniques, qu'en 1039 la vengeance divine s'appesantit de nouveau sur les humains.

Une ardeur mortelle, *mortifer ardor*, fit périr beaucoup de monde, tant dans les classes élevées que dans les classes moyennes et infimes de la population. Chez plusieurs, certains membres se détachèrent, et ils restèrent ainsi mutilés, pour servir d'exemple à ceux qui viendraient après eux.

La cause de cette calamité publique est rattachée, par Glaber, à ce que « la disette se fit sentir sur presque toute la terre par le manque de vin et de blé. »

En 1070, on vit une maladie semblable envahir le Dauphiné et sévir, particulièrement, sur le mont Saint-Antoine et ses environs. « Plusieurs individus de l'un et l'autre sexe, dit l'historien de Hugues, jeunes ou vieux, furent guéris de ce feu sacré par l'intercession des saints. Leur chair avait été en partie brûlée ; leurs os consumés et certains membres détachés. Malgré ces mutilations, ils semblaient jouir d'une santé parfaite.

De toutes les parties du monde, ceux qui étaient frappés de ce mal qui n'a pas son pareil, accouraient en cet endroit où reposaient les restes du bienheureux ermite. Ils s'enveloppaient, chacun à leur tour, dans la tunique de saint Paul, et presque tous étaient guéris dans l'espace de sept jours. Si, au bout de ce laps de temps, ils ne l'étaient pas, ils mouraient...

Ce qu'il y a de plus extraordinaire dans ce miracle, c'est qu'après l'extinction de ce feu, la peau, la chair, et les membres entiers qu'il avait dévorés ne se restauraient au grand jamais. Mais, chose étonnante, les parties qui avaient été épargnées, restaient parfaitement saines, protégées par des cicatrices si solides, qu'on voyait des gens de tout âge et des deux sexes, privés de l'avant-bras jusqu'au coude et d'autres de tout le bras jusqu'à l'épaule, d'autres enfin ayant perdu leur jambe jusqu'au genou, ou la cuisse jusqu'à l'aine, montrant la gaieté de ceux qui se portaient bien, de telle façon qu'on eût dit que par les mérites de saint Antoine, les sujets qui avaient subi ces mutilations, étaient dédommagés de la perte des organes par la fermeté et la résistance des tissus nouveaux qui défendaient contre le froid et toute autre injure extérieure les viscères délicats qui avaient été dépouillés de leurs enveloppes osseuses ou cutanées.

Ce fut à l'occasion de cette épidémie, connue dans l'histoire sous le nom de « feu saint Antoine », que Gaston, gentilhomme dauphinois, et son fils Girin firent à Lamothe, près la tour du Pin, entre Romance et Saint-Marcellin, un pèlerinage à une chapelle où étaient enfermées les reliques du saint ermite Antoine, rapportées depuis peu de Constantinople où il était mort.

En présence des miraculeux résultats attribués à son intercession, le saint devint en grand respect. Ce fut sur lui que se concentra toute la dévotion du xie siècle, car, suivant les auteurs du temps, son influence salutaire l'emporta de beaucoup sur les efforts des médecins, rarement couronnés de succès.

Pour l'en récompenser, on peignit sur les murs et sur les portes des asiles où les pestiférés étaient recueillis, de grandes flammes, dont le but était d'indiquer le but de ces pieux refuges et les désigner à la vénération de la foule. Harro! à quiconque eut omis de saluer ces emblèmes sacrés... Le bûcher à quiconque leur eût manqué de respect !...

Ce fait attira l'attention du curé de Meudon qui, dans le chapitre 30 du II⁰ livre de Pantagruel, fait dire à Épistène ressuscité par Panurge, qu'il avait vu le Francarchier de Bagnolet, celui-là même que le bibliophile Jacob nous désigne comme ayant, sous Louis XI, subi le premier l'opération de la pierre, « pissant » contre une muraille en laquelle estoit peinct le feu Sainct-Antoine. Épistène le déclara hérétique et l'eût fait brûlé vif, n'eût été Morgant, qui, pour son « proficiat et autres menus droits, lui donna neuf muys de bière. »

Quelques années plus tard, la *Satire Ménippée*, dans l'art. 8 de la *Vertu du catholicon*, reprenait le même thème, pour se moquer de la folie des peuples trop crédules.

D'autres institutions et, fort heureusement bien autrement sérieuses, furent, à la même époque, le résultat de la confiance accordée au saint guérisseur.

Gaston fonda au lieu même où nous l'avons vu accomplir son pèlerinage, un hôpital où les malades devaient être soignés par des religieux auxquels le concile de Clermont accorda, en 1095, le nom de « Religieux de l'ordre de Saint-Antoine. » Mais ce titre, qui rappelait, d'une façon trop humble, les services rendus par la confrérie, parut insuffisant aux successeurs de Gaston. En 1297, ils demandèrent donc au pape Boniface VIII, qui se rendit à leurs vœux, le droit de prendre le nom fastueux d'abbés, qu'ils gardèrent jusqu'en 1790. A cette époque, la Révolution française les fit disparaître avec leur monastère, aux fenêtres duquel on voyait encore, peu de temps avant sa destruction, des membres suspendus, seuls signes auxquels on pût reconnaître, au milieu de son faste abbatial, le modeste asile ouvert par Gaston aux malheureux frappés par l'épidémie de 1071.

En 1089, un bénédictin brabançon, Sigebert de Gemblourg, rapporte que pendant son séjour à l'abbaye de ce nom, la Haute et Basse-Lorraine, ainsi qu'une partie du comté de Namur furent tourmentés par l'apparition d'une maladie dont les symptômes ont beaucoup de rapport avec ceux que nous attribuons à l'ergotisme. « Beaucoup de gens, dit-il, furent frappés du feu sacré qui consumait les viscères. Les membres, noirs comme du charbon, se détachaient du tronc, et les sujets mouraient misérablement ou bien ils traînaient une vie plus malheureuse encore, car ils étaient privés des pieds ou des mains. »

Mezeray raconte, dans ses Chroniques, que, vers l'an 1090, le feu sacré qu'on nommait aussi feu Saint-Antoine, se rallumant plus furieusement que jamais, causa d'horribles désolations dans la Haute et Basse-Lorraine. On y voyait partout dans les chemins, dans les fossés et aux portes des églises, des personnes mourantes ou à qui la douleur insupportable du mal faisait jeter de hauts cris. On en voyait d'autres à qui cette « peste ardente » avait dévoré les pieds et les bras ou une partie du visage.

En 1099 et 1109, la même affection reparut de nouveau et frappa les mêmes pays, le Dauphiné, ainsi qu'une grande partie de la France.

Dumont, continuateur des Chroniques de Sigebert, en cite une nouvelle apparition dans les mêmes pays, en 1125, et, comme son prédécesseur, il l'attribue à l'usage du seigle malade, comme aliment.

Peu d'années après, Paris fut, à son tour, et pour la seconde fois, plongé dans la désolation par ce même feu sacré, ce feu maudit pour mieux dire.

Laissons ici la parole à l'historien Felibien. Sa description pathétique qu'il fit des ravages exercés par le fléau dans la cité française est aussi complète que possible; et nous n'aurons que bien peu de chose à y ajouter.

« En 1129, dit-il, Paris, comme tout le reste de la France, fut affligé par la maladie qu'on nommait alors « mal des Ardents. » Ce mal, quoique déjà connu par la mortalité qu'il avait causée dans les années 945 et 1041, était devenu d'autant plus terrible qu'il paraissait sans remède. La masse du sang, corrompue par une chaleur interne qui dévorait le corps entier, poussait au dehors des tumeurs qui dégénéraient en ulcères incurables et faisaient périr des milliers de personnes. Un auteur qui écrivait au début du règne de Henri III, nous représente cette maladie comme un fruit de dérèglements honteux qui furent cause que Dieu « pour châtier les coupables, espandit son ire sur eux, les affligeant d'une ardeur extravagante et feu terrible, qu'on appelle feu sacré, qui leur rongeait misérablement les membres avec lesquels ils avaient failli... »

« Estienne, évêque de Paris, voyant que tout l'art des médecins estoit épuisé, jugea qu'il fallait avoir recours à d'autres remèdes plus efficaces. Il ordonna des prières publiques, précédées de jeûnes, pour apaiser la colère de Dieu. Comme la maladie continuait, il crut devoir réclamer l'assistance de sainte Geneviève, par une procession solennelle à son église, où il alla, accompagné de son clergé et suivi de tout le peuple. On leva la châsse de la sainte, et elle fut apportée à Notre-Dame. Les malades, en foule, s'empressaient de la toucher, et l'on assure qu'au moment même, tous furent guéris, à l'exception de trois dont l'incrédulité ne servit qu'à rehausser davantage la gloire de sainte Geneviève.

Depuis ce jour la maladie cessa, non-seulement à Paris, mais encore dans tout le royaume. Le pape Innocent II qui vint en France, l'année suivante, pour éviter les persécutions de l'anti-pape, Pierre de Léon ou Anaclet, ayant été informé du fait et de toutes ses circonstances, en consacra la mémoire par une feste qui se fait tous les ans à Paris le 26 novembre, en action de grâces, sous le nom de « Miracle des Ardents. L'on bâtit ensuite, proche de Notre-Dame, une église au titre de Sainte-Geneviève, la Petite, en mémoire de cet événement merveilleux. »

Cette église, qui fut construite rue Neuve-Notre-Dame, disparut en 1746 et sur son emplacement on éleva l'Asile des Enfants-Trouvés.

Pourtant, il faut bien l'avouer, malgré ce luxe de précautions pieuses, malgré ces quotidiennes processions sur le trajet desquelles se pressaient les Parisiens frappés, laissant à leur suite parfois des membres entiers, qui, sous l'action du mal sacré, s'en allaient en lambeaux gangrenés, l'épidémie de 1129-1130, fit, si l'on en croit Sauvart, plus de 14,000 victimes dans la capitale du Royaume !...

Gauthier, abbé de Cluny, raconte que trois ans après, le petit village de Dormans, où, en 1575, le duc de Guise reçut, dans la bataille qui s'y livra, la fameuse balafre qui lui valut son surnom, fut visité par une maladie pestilentielle qu'il attribua au seigle ergoté et qui fit périr beaucoup de monde.

Le chroniqueur rapporte qu'en cette occasion, on prêtait à une image de la vierge le miraculeux pouvoir de guérir les malades qui l'approchaient et la touchaient.

Une dame qui s'était dévouée au soulagement des victimes de l'épidémie en fut elle-même atteinte et crut, avec raison, que si l'image était vraiment douée de la mystique vertu qu'on lui prêtait, elle, plus que tout autre, était en droit d'en attendre guérison complète. Elle fut trompée dans son attente. Elle eut beau faire, elle eut beau dire, le miracle ne se produisit pas. Alors cette dame, justement irritée, s'emporta en invectives, en malédictions contre la malveillante image. On se figurait, ajoute Gauthier, qu'elle allait tomber foudroyée ; mais grand fut l'étonnement de tous quand on la vit délivrée du mal qui, peu auparavant, menaçait ses jours.

Read, dans ses Recherches sur le seigle ergoté, signale une épidémie analogue qui, en 1254, occasionna de graves désordres dans les envrons de Marseille.

Rambert Dodonœus rapporte qu'en 1556, le Brabant fut ravagé par une cruelle maladie occasionnée par des grains corrompus venant de la Prusse et qui, inconnue aux médecins du temps, fut considérée par eux comme uu scorbut aigu.

Baldiusus Ronscius rapporte qu'au mois d'août 1581, une maladie inconnue attaqua, tout d'un coup, un grand nombre d'habitants du duché de Luxembourg. Elle fut, dit-il, si meurtrière, que dans un seu canton il mourut 523 personnes. Peu de celles que le mal frappa en réchappèrent.

La maladie commençait par une paralysie des pieds et des mains ; les doigts se recourbaient tellement, que tous les efforts d'un homme robuste ne pouvaient les ramener à leur position première. Plusieurs de ces malheureux devinrent insensés ou sourds, ou perdirent la mémoire, voire même la faculté de parler librement, comme si la langue eût été, en partie, paralysée.

G. Schwenckfeld est un des premiers qui ait décrit, d'une manière exacte, l'épidémie qui se déclara en 1588 et 1593 en Silésie. On n'avait jamais vu, dit-il, cette maladie à laquelle on donna le nom de kromm, parce que les douleurs spasmodiques les plus violentes en étaient les principaux symptômes. On reconnut qu'elle était causée par un poison contenu dans des graînes céréales, car tous ceux qui s'en nourrissaient mouraient misérablement.

Vers 1596, au dire de Mezeray, un médecin allemand, Wendelius Talius, porta son attention sur une de ces épidémies qui parut alors dans la Hess et les contrées voisines. Ce fut lui, le premier, qui, d'une manière vraiment scientifique, s'occupa de cette affection, dont il nous laissa une bonne description.

Cette fois, les symptômes convulsifs semblaient l'emporter sur tous les autres. La chute des membres est à peine mentionnée. La Faculté de Marbourg attribua l'affection au seigle cornu. En même temps, les savants français ne restaient pas inactifs, et la Faculté de Montpellier faisait paraître un opuscule, tendant à démontrer que l'ergotisme n'est pas exempt de contagion.

En 1597, un médecin de Marbourg signala dans la Hess une nouvelle apparition d'ergotisme, caractérisée, cette fois, par la chute des membres.

Trente-trois ans plus tard, l'abbé Teissier l'étudiait en France et en notait le caractère gangréneux.

En 1648, l'épidémie fit son apparition en Voigtland, cercle du royaume de Saxe. Dans la même année, l'Angleterre et Londres, surtout, sont visitées par elle. Claude Perrault, le médecin, architecte, point de mire des plaisanteries de Boileau, signale en Sologne, vers 1672, une épidémie d'ergotisme caractérisée par des accidents de gangrène sèche des membres inférieurs et qu'on désigna alors sous le nom de mal des Solognats ou mal de Sologne.

En 1674, Bourdelin vit la même chose à Montargis. Il observa, de plus, en cette occasion, que la maladie faisait tarir le lait des nourrices. Peu de temps après, l'Académie, informée de ce qui s'était passé à Montargis, chargea Dodart de prendre connaissance des faits. Il résulta du rapport de ce médecin que l'usage du « seigle ergoté » occasionnait des vertiges, des fièvres avec assoupissement et des gangrènes aux extrémités. Ce dernier accident était précédé d'engourdissement aux jambes ; ces parties devenaient ensuite douloureuses et s'enflaient légérement, mais elles n'éprouvaient aucune inflammation ; la peau était, au contraire, froide et raide, en sorte que la gangrène commençait par le centre du membre et n'envahissait le tissu cutané que longtemps après, ce qui obligeait d'inciser ce dernier pour reconnaître les progrès de la dégénérescence gangréneuse. Dodart apprit, en outre, que les indigènes seuls étaient en butte aux atteintes de cette cruelle maladie, et que l'ergot de seigle la produisait plus sûrement lorsqu'il était nouveau que quand il avait été conservé quelque temps.

Vers le mois de juin 1690, après des pluies et des inondations trèsconsidérables, les blés furent ergotés, de même que les fruits, ce qui provoqua l'épidémie spasmodique et gangréneuse. Il mourut plus de 300 personnes à Finale. Les chiens, les bœufs, les cochons souffrirent aussi beaucoup.

Pendant l'automne de 1693, il se manifesta, dans les cantons de la Forêt-Noire, une épidémie spasmodique qui attaqua surtout les pauvres. Elle s'annonçait par un sentiment de fourmillement aux extrémités, suivi de spasmes, céphalalgie, contractions affreuses des membres, délire et douleurs si atroces qu'on vit des malades attenter à leurs jours. On vit même des chevaux et des bestiaux souffrir le même mal, qu'on attribua au seigle ergoté.

En 1694 Conrad Brunner l'observe en Saxe. Il note la perte des membres inférieurs et même des doigts des mains. Ce même savant vit, à Augsbourg, une femme qui avait les doigts des mains desséchés, noircis, sphacelés, pour avoir mangé du pain de seigle ergoté. Le chirurgien qui avait présenté cette femme à Brunner lui assura que les paysans des environs étaient attaqués de symptômes pareils, lesquels étaient d'autant plus violents, que le pain de seigle cornu était plus récemment sorti du four. Il ajouta que quelque temps auparavant il avait fait l'amputation d'un pied frappé de gangrène par cette même cause.

Les *Ephémérides des Curieux de la nature*, font mention d'une nouvelle apparition de l'ergotisme, dans certaines parties de la France, en 1698, ainsi que dans certains cantons de l'Allemagne.

Tout le pays de Fribourg en souffrit pendant l'hiver de 1702. Une sorte d'ivresse, des douleurs de tête, des vertiges, des nausées, tels en étaient les principaux symptômes attribués, du reste, à l'ergot.

En 1710, Noël, médecin de l'Hôtel-Dieu d'Orléans, mande à M. Mery qu'une épidémie semblable sévit dans le Blaisois et dans l'Orléanais. La chûte spontanée des membres est encore le symptôme dominant.

Noël, dans son hôpital, soigna plus de 50 malades, tant hommes qu'enfants, attaqués par une gangrène sèche, noire et livide, qui commençait toujours par les orteils, puis s'élevait par degrès, et quelquefois gagnait le haut des cuisses. Chez les uns, les parties gangrenées se séparaient spontanément ; chez d'autres, la gangrène se terminait par le secours de scarifications et de topiques. Il y en eut 4 ou 5 qui moururent après l'amputation de la partie sphacélée, parce que le mal gagna le tronc. L'académie des sciences, qui, à cette époque prenait des renseignements sur ce fléau, sut qu'il avait horriblement mutilé un paysan des environs de Blois.

« La gangrène, dit l'auteur du mémoire, fit d'abord tomber à ce malheureux tous les doigts d'un pied ; ensuite ceux de l'autre ; après cela le reste des deux pieds. Et enfin, les chairs des deux jambes et celles des deux cuisses se détachèrent successivement, ne laissant que les os. »

Noël assurait qu'en cette année, le seigle de Sologne contenait près d'un quart d'ergot et que plus le pain était frais, plus il était dangereux pour qui s'en nourrissait.

Les malades situés sur les terrains marécageux furent plus maltraités que les autres, et ceux-ci plus que les villes.

Dès que les paysans avaient mangé de ce pain malfaisant, ils se sentaient presque ivres ; puis venaient les spasmes, les convulsions, et surtout des douleurs inexprimables, comparées par ces malades à celles que pourraient exciter les efforts les plus énergiques exercés en vue de luxer les membres. Ces symptômes n'étaient pas continus, ils revenaient par accès.

A l'ouverture des cadavres, on trouvait du sang extravasé dans la poitrine et des traces d'inflammation dans les poumons. Le cœur offrait un état de flaccidité remarquable ; les ventricules étaient vides de sang ; les vaisseaux sanguins ne semblaient charrier que de la bile ; on remarquait quelques taches gangréneuses sur le foie et sur la rate.

L'année précédente, les cantons de Berne et de Zurich avaient été le théâtre des mêmes symptômes morbides, et, là aussi, on avait remarqué que plus le pain était frais, plus les phénomènes qui en étaient la conséquence offraient d'intensité. Dans ces mêmes cantons, la maladie reparut en 1715 et 1716, et Langius retraça de la manière suivante les symptômes de l'épidémie :

« Elle débute, dit-il (*Acta erudit.*, année 1718), par une lassitude extraordinaire, sans aucun mouvement febrile. Bientôt le froid s'emparait des extrémités, qui devenaient pâles et ridées, comme elles le sont après une longue immersion dans l'eau chaude ; les rides étaient même si prononcées, qu'elles ne permettaient pas de suivre la trace des veines.

Engourdis, privés de toute sensibilité, ne se mouvant qu'avec peine, les membres ressentaient intérieurement des douleurs très-aiguës qu'exaspérait encore la chaleur du lit, et qui ne cédaient que lorsque ces malades s'exposaient à l'influence d'un froid très vif et à peine supportable pour d'autres.

Ces douleurs s'étendaient peu à peu et montaient des mains aux bras et aux épaules, et des pieds aux jambes et aux cuisses, jusqu'à ce que la partie affectée devînt sèche, noire, sphacélée, et se séparât du vif. Quelques victimes de ce fléau trouvèrent dans leurs gants ou dans leurs bas, une ou deux phalanges digitales complétement détachées.

En 1722, la Silésie, en 1723 les environs de Berlin, éprouvèrent les funestes effets du seigle ergoté. Glakeûgiffer note, en ce dernier cas, les prédominances des symptômes convulsifs.

J.-A. Srinc décrit ainsi les déplorables conséquences de l'ergotisme, dans le pays de Wurtemberg, où il vit à lui seul plus de 500 malades.

« La maladie, dit-il, *Satyr. medicor. Siles.*, specimen III, commence par une sensation incommode aux pieds, une sorte de titillation ou de fourmillement; bientôt l'estomac est tourmenté d'une violente cardialgie; de là le mal se porte aux mains, et successivement à la tête ; les doigts sont, en outre, saisis d'une contraction tellement forte, que l'homme le plus robuste peut à peine la maitriser, et que les articulations paraissent comme luxées. Les malades jettent les hauts cris et se plaignent d'un feu dévorant qui leur brûle les pieds et les mains. Des sueurs abondantes ruissellent, en même temps, sur tout le corps. Après les douleurs, la tête ressent de la pesanteur, éprouve des vertiges, et les yeux se couvrent de brouillards épais. Quelques malades deviennent totalement aveugles, ou voient les objets doubles. Ils perdent la mémoire, chancellent en marchant, comme s'ils étaient ivres, et ne sont plus maîtres de leurs facultés intellectuelles. Les uns deviennent maniaques, les autres mélancoliques ; d'autres sont plongés dans un sommeil comateux. Aux spasmes succédait communément la raideur des membres. Sur 500 personnes, 300 périrent.

Dans une dissertation soutenue en 1742 à Francfort-sur-l'Oder, par S.-M.-F. Müller, on trouve une bonne description d'une épidémie d'ergotisme convulsif » observée par l'auteur, en 1741 dans la Marche de Brandebourg.

En voici, en peu de mots, l'exposé des principaux symptômes : grande lassitude, horripilation et chaleurs recurrentes, céphalalgie, anxiétés suivies de soubresauts des mains et des pieds ; fièvre continue avec chaleur brûlante, stupeur ou délire, convulsions, oppression avec menace de suffocation, difficulté et souvent impossibilité de parler; formication dans les membres, contractions douloureuses dans les extrémités, spasmes des nerfs faciaux. Tous ces accidents formaient des paroxysmes qui cessaient et revenaient plus ou moins souvent.

La même maladie reparut l'année suivante, en Suède, surtout sur le territoire de Kinden. La description qui en fut faite se rapproche en touts points de celle qui précède, aussi ne m'y arrêterai-je pas.

En 1747, une épidémie « d'ergotisme gangréneux » ravagea la Sologne et fut étudiée par Duhamel qui en donna la description dans les « Mémoires de l'Académie royale des sciences, » de 1748.

Salerme, à la même époque, écrivit un mémoire sur les maladies produites par l'ergot de seigle et nous donne de curieux renseignements, qui peuvent se résumer ainsi qu'il suit.

L'invasion de la maladie aurait eu lieu vers la fin de l'automne 1747. A cette époque plusieurs malades présentant les symptómes d'ergotisme gangréneux furent admis à l'Hôtel-Dieu d'Orléans. Les individus atteints par la maladie avaient l'air hébété stupide et ne pouvaient rendre raison de leur mal; la peau, la face et le blanc des yeux étaient généralement jaunâtres, le ventre dur, tendu; l'amaigrissement extrême; les fonctions alvines s'oppéraient généralement d'une manière assez régulière, sauf trois ou quatre semaines avant la mort; à compter de cette époque il n'était pas rare d'observer du dévoiement accompagné de coliques. L'appétit était conservé; le pouls était concentré, parfois imperceptible, quoique les vaisseaux fussent gros et gonflés. La veine ouverte ne laissait échapper qu'a grand'peine un sang visqueux qui coulait en bavant.

Il y eut une fois plus d'hommes que de femmes frappés par le fléau, et sur 120 malades, il y eut 4 ou 5 cas de guérison.

Dans cette épidémie on vit un enfant de 10 ans, dont les deux cuisses se détachèrent sàus aucune hémorrhagie; son frère, âgé de 14 ans, perdit la jambe et là cuisse d'un côté et la jambe de l'autre.

Noel vit, en cette occasion, des individus dont tous les membres s'étaient séparés du tronc et qui, de la sorte mutilés, avaient encore pu vivre quelques jours. On imagina de faire alors l'amputation des membres envahis par la gangrène; un gentilhomme solonois raconte avoir vu couper à l'Hôtel-Dieu d'Orléans, deux jambes atteintes de gangrène, au-dessus du genou, sans qu'il y ait eu d'hémorrhagie, et une autre où la mortification était telle que ce membre était rempli de vers.

L'intervention chirurgicale n'avait, du reste, aucune influence heureuse sur l'issue de la maladie, opérées ou non, les victimes succombaient dans une proportion de 90 à 95 0/0.

En 1749, Lille et ses environs furent ravagés par cette affection, qui sévit presque exclusivement sur la population nécessiteuse.

Les gens pauvres de Smolandd, en Suède, furent éprouvés cruellement, en 1754 par une épidémie convulsive.

En 1771, une épidémie semblable vint frapper également la population pauvre de Stadt, en Hanovre et la ville de Zell. Le Dr Taube, de Gottingue, publia les relations de cette dernière épidémie. Sur 600 atteints, 97 périrent.

Read raconte qu'une invasion d'ergotisme gangréneux eut lieu, en 1764, dans les environs d'Arras et de Douai ; il cite à ce sujet le cas vraiment extraordinaire de la guérison spontanée de deux enfants qui lors de cette épidémie avaient perdu : l'un ses deux pieds, l'autre la jambe gauche, et qui l'année d'ensuite furent, par l'auteur, rencontrés mendiant à Cambrai.

Six ans après, un magistrat de Dijon, M. Béquillat, observa et décrit parfaitement une épidémie analogue survenue en Bourgogne.

En 1775, Schnéider, le naturaliste, en nota l'apparition en Lusace, en Saxe et en Suède.

Ce fut vers le même temps que la Société royale de médecine, dont la création eut pour motif l'étude des épidémies et des épizooties, crut devoir provoquer des recherches, dans le but de rapprocher les documents obtenus sur ce sujet, et de réunir toutes les données capables de répandre quelque lumière sur une question aussi importante.

« En 1776, elle confia cette question difficile, dit M. Angala, à quatre de ses membres les plus distingués ; Jussieu, Paulet, Saillant et l'abbé Teissier. De cette savante collaboration, sortit un travail remarquable qui débrouilla, en partie, ce chaos pathologique, mais qui ne parvint cependant pas à donner le mot de l'énigme qui n'a pas encore été deviné. »

Ce travail, n'est, il est vrai, qu'une énumération très-exacte et très-claire des différentes apparitions de la maladie attribuée à l'ergot, ainsi que des principaux symptômes qui en dominent l'histoire, mais les tentatives d'explications manquent. Il semble que les auteurs n'aient pas songé à interpréter les faits observés, par l'étude approfondie de l'agent toxique dont ils ne faisaient que constater les résultats funestes.

Cette marche, trop fidèlement suivie jusqu'à présent, fit tomber dans la même ornière ceux, sauf de rares exceptions, qui écrivirent sur le même sujet. Voilà pourquoi l'histoire de l'ergot et de l'ergotisme entreprise, sans parti pris, dans un sens physiologique et expérimental, pourrait, toute ressassée qu'elle est, présenter encore beaucoup d'intérêt et mériterait même d'exciter chez les amateurs d'études expérimentales, le désir de connaître à fond le mode d'action de cet ergot qui fit tant de mal aux populations nécessiteuses, et à qui on a peut-être trop facilement attribué des désordres auxquels il n'avait aucune part.

Pour le moment, je n'ai pas à intervenir, je construis, sur les données de mes prédécesseurs, l'histoire pure et simple des affections qu'on attribuait à l'usage du seigle ergoté, dans l'alimentation. Je reprends donc ma nomenclature au point où cette digression me l'a fait quitter et je réserve pour plus tard mes observations personnelles à son égard.

L'Italie semble avoir été fort peu éprouvée par la maladie qui nous occupe.

Le tome X des *Avisi sulla saluts umana* contient une note relative à une épidémie analogue qui, en 1785, sévit sur quelques paysans toscans, soignés à l'hôpital Sainte-Marie-Nuova, de Florence.

Une maladie semblable fut observée en juin 1789 à Turin, dans un conservatoire de jeunes filles. Sur 383 pensionnaires, 297 furent attaquées et 7 moururent. Les symptômes convulsifs avaient prédominé ; les détails manquent en partie, aussi cette apparition nouvelle me trouve-t-elle quelque peu incrédule quant à la cause.

Les orphelins de l'hospice Pietro in gessate, de Milan, furent en 1795 visités par une épidémie décrite par le comte Moscati et attribuée par l'auteur à l'intoxication céréale.

A côté de ces faits qu'on est en droit d'admettre avec une excessive réserve, en voici d'autres observés dans un temps plus rapproché de nous, et par conséquent plus probants.

En 1809, les environs de Guéret furent visités par une affection qui décima plusieurs hameaux, dont les habitants avaient mangé du pain où l'ergot était entré pour un huitième.

En 1813, 1814, 1816, 1830, M. Courhaut observa, dans les départements de Saône-et-Loire et de l'Allier, une terrible épidémie d'ergotisme gangréneux. Plus de 300 malades furent traités par ce médecin.

Au commencement de l'automne 1814, l'ergotisme gangréneux se déclara épidémiquement dans le département de l'Isère. D'après M. Janson, dans le compte-rendu de la pratique chirurgicale de l'Hôtel de Lyon, les symptômes de cette maladie ont été les mêmes que dans les autres affections de ce genre. « Toutes les parties molles qui tenaient encore au reste du membre, dit-il, étaient desséchées, cornées, durcies, noires ; la peau était ridée, les os dépouillés de leur périoste dans une certaine étendue, et les eschares se détachaient sans hémorrhagie. Des jambes entières se sont séparées sans effusion de sang ; seulement on entendait un bruit, un craquement particulier au moment de leur chute.

En 1816, Richard l'observa de nouveau dans les environs de Paris, d'où la maladie s'étendit jusqu'à Autun. Le Dr Michon, de Dijon, tenta alors, avec succès, l'amputation des membres frappés de gangrène.

En 1840, les plateaux de Montrouge, où se trouvaient de nombreux champs de seigle, furent infestés par l'apparition de l'ergot, sans qu'il s'en suivit aucun accident pour ceux qui se servirent de cette farine. Je reviendrai sur cette particularité. Il n'en fut pas, malheureusement, de même dans l'hiver de 1855 à 1856 pour les campagnes voisines de Bruxelles. Malgré les avis qui furent donnés aux paysans, ils s'entêtèrent à manger de cette farine, dans laquelle entrait une très-grande proportion de seigle ergoté. Ils en furent promptement punis par une horrible épidémie d'ergotisme. On vit des individus atteints de cette affection perdre leur mâchoire qui, spontanément, se détachait des os de la face ; d'autres perdirent la vue, et le fléau ne cessa que lorsqu'on cessa l'alimentatiom empoisonnée, qui, malheureusement, était vendue moins cher !...

Ici se borne l'histoire chronologique des différentes épidémies attribuées à l'ergot qui, depuis les temps anciens jusqu'à nos jours, se sont succédées en Europe. Beaucoup d'entre elles ont été diversement appréciées par certains auteurs qui ne veulent pas, dans les manifestations des symptômes relatés par les chroniqueurs et les savants, voir l'effet du seigle malade. Pour moi, je raconte ; voilà tout. Jusqu'ici je n'ai fait que citer ; plus tard, sans doute, oserai-je donner ma manière de voir.

Pourtant, avant de terminer ce chapitre, je dois, ce me semble, rapporter quelques cas sporadiques, non discutés, d'ergotisme observés et décrits par des auteurs dignes de foi. Ce sera, par le simple rapprochement des symptômes, un argument puissant contre ceux qui s'obstinent à ne pas vouloir reconnaître l'action toxique de l'ergot dans l'apparition, à différentes éqoques, de l'affection, soit convulsive, soit gangréneuse, attribuée au seigle ergoté introduit dans l'alimentation.

Le Dr Vétillard rapporte le fait suivant, observé en 1770 : « Un pauvre homme de Noyen, dans le Maine, — dit-il, — voyant un fermier cribler son seigle, lui demanda permission d'enlever le rebut pour en faire du pain. Le fermier lui représenta que ce pain pouvait lui être préjudiciable ; mais le besoin l'emporta sur la crainte. Le pauvre homme fit moudre ces criblures, composées pour la plus grande partie, d'ergot, et il forma du pain de cette farine. Dans l'espace d'un mois, cet infortuné, sa femme et deux de ses enfants, périrent misérablement ; un troisième, qui était à la mamelle, et qui avait mangé de la bouillie de cette farine, échappa à la mort ; il existe encore, mais quelle triste existence ! Sourd, muet et privé de deux jambes. »

En 1830, le Dr Gassilloud observa à Seyssel cinq ou six individus de la même famille, atteints d'ergotisme gangréneux ; les pieds et les orteils étaient principalement affectés. On reconnut que le pain dont s'étaient nourris ces malheureux contenait une assez grande quantité d'ergot.

M. Dubedat fils, médecin à Bouglon (Lot-et-Garonne), eut une fois l'occasion de voir un homme avec une gangrène sèche, qui lui fit perdre dans un très-court espace de temps une partie des muscles jumeaux et soléaires et les cinq orteils des deux pieds. Les extrémités métatarsiennes antérieures furent complétement détachées des premières phalanges, et celle-ci, ainsi que leurs congénères, tombèrent en poussière comme si elles avaient été carbonisées par une longue combustion. Les plaies qui en résultèrent se cicatrisèrent facilement ; il n'y eut jamais aucun signe d'hémorrhagie, mais ces cicatrices restèrent longtemps avec une sensibilité telle qu'il fut impossible au malade de porter aucune chaussure, ni de marcher pendant plus de six mois.

D'où provenaient ces accidents ? Le malade et les personnes qui étaient chargées de le soigner ne purent en rendre compte à M. Dubedat. Après plusieurs questions, ce praticien lui demanda s'il ne mangeait pas du pain de seigle. Cet homme, qui mendiait, avoua qu'il en faisait usage depuis trois mois ; M. Dubedat visita le grain et y trouva une très-grande quantité d'ergot. Dès lors, tout était expliqué.

M. Bonjean a décrit un exemple d'ergotisme convulsif, observé en Savoie, survenu dans une famille des Envers, composée de sept personnes, quatre garçons et trois filles, outre le père et la mère. Tous tombèrent malades, après avoir mangé, du 16 au 18 novembre 1848, 18 livres de pain qui contenait un septième d'ergot.

Les pauvres malheureux avaient du frisson, du malaise, de l'engourdissement, de l'assoupissement ; leurs pieds et leurs mains étaient raides et crochus. Les accès étaient réguliers ; ils duraient environ douze heures, pendant lesquelles ces pauvres gens étaient tourmentés par des convulsions horribles. Les bras, les jambes, les doigts des mains et des pieds se tordaient et devenaient si raides que deux personnes avaient peine à faire mouvoir les articulations, ce qui soulageait les malades quand on y pouvait parvenir. Ce qu'il y a de particulier, c'est qu'une fois l'accès passé, ils dormaient passablement et avaient un appétit dévorant.

Le Dr Aschoff, à Herford, a laissé une intéressante observation d'ergotisme convulsif. La voici telle qu'elle a été rapportée dans le journal *Wochenschrift für die gesammt Heilkunde*, publié par le Dr Casper :

« La famille du cultivateur D..., composée du père, de la mère et de six enfants, dont l'aîné a 15 ans, tomba malade vers la fin de novembre 1811. Cette famille était très-pauvre, mal logée et se nourrissait d'un mauvais pain de seigle contenant une énorme quantité d'ergot. Après avoir éprouvé pendant quelques jours du malaise, de la fatigue et des vertiges, ils furent pris des symptômes suivants : anxiété, abattement, vertiges, froid particulier de tout le corps, picotement très-douloureux, sentiment de fourmillement et engourdissent dans les mains, dans les poignets, dans les coudes et dans les bras ; contracture très-douloureuse des bras pendant des heures entières, au bout desquelles les membres se relâchèrent et il ne resta plus que de la faiblesse, du fourmillement, etc., dans les mains. Les accès ne se reproduisaient qu'un très-petit nombre de fois dans les deux où trois premiers jours ; mais plus tard, ils devinrent plus fréquents et plus intenses et se montrèrent aussi aux extrémités inférieures, et même, chez la mère, dans le côté droit de la face ; les pupilles contractées et les yeux hagards. Avec un peu d'efforts, on pouvait étendre les extrémités contractées, mais en les abandonnant, elles reprenaient leur position fléchie, les malades ressentaient une contraction des muscles abdominaux, comme si le ventre était pressé sous une planche, et au toucher on trouvait les muscles droits abdominaux tendus.

Vers le sixième jour, les enfants eurent, sans soulagement, des nausées et plusieurs vomissements de bile verte, amère et de la diarrhée. Plus tard, ils n'eurent des selles spontanées que tous les deux ou trois jours. On observa alternativement des coliques, des spasmes de la vessie, des rétentions d'urine et de la strangurie. Dans les intervalles des contractions, les membres conservèrent de la raideur.

Vers le dixième jour, les quatre aînés étaient souvent dans un état de stupeur; ils ne pouvaient être réveillés que difficilement; ils avaient l'ouïe dure, des agitations, un délire léger; ils répondaient en bégayant et accusaient beaucoup d'anxiété, d'abattement, de vertiges, de pesanteur et de douleur sourde à l'occiput, avec de l'engourdissement douloureux aux extrémités. En les mettant debout, ils tremblaient et s'affaissaient bientôt. Face pâle, tête fraîche, extrémités presque froides, congestion vers la tête, seulement dans les violents accès de crampes; pouls petit, spasmodique, contracté, fréquent, rarement exacerbation fébrile; l'appétit, nul au commencement, devint très-fort chez les enfants vers la fin.

Du douzième au quatorzième jour, tous les malades, excepté le père, présentaient un exanthème sec, avec prurit, et semblable à la gale, dont pourtant la famille n'a jamais été atteinte. Ces symptômes avaient duré trois ou quatre semaines, lorsque le père, moins malade que les autres, se remit. Chez la mère, les accès devinrent plus rares et plus faibles; mais elle accusait encore, pendant longtemps, de l'engourdissement et de la douleur dans les membres, de la pression dans le ventre et des digestions difficiles. Elle eut, vers la cinquième semaine, des panaris graves à trois doigts.

Deux enfants, un garçon de 7 ans et une fille de 11 ans, moururent le vingt et unième jour de la maladie, pendant un accès de convulsion. Les autres enfants se rétablirent lentement, comme la mère, et souffrirent longtemps encore de faiblesse, de tremblement, etc., etc.

M. Millet, dans sa thèse sur le seigle ergoté, rapporte qu'en 1851, dans le département de l'Allier, cinq habitants de la commune de Saint-Léger-les-Bruyères ont éprouvé des accidents terribles pour s'être nourris de pain préparé avec de la farine contenant du seigle ergoté. Un enfant dut subir l'amputation d'une jambe; la mère et trois autres enfants étaient en outre dans un état déplorable.

Ici se termine la première partie de mon programme. Je m'y suis efforcé d'esquisser à longs traits l'histoire chronologique des diverses apparitions en Europe de ce fléau, dont on reconnaît généralement pour cause le mélange du seigle ergoté au bon grain dans l'alimentation des peuples.

J'ai mis, avec soin, à contribution les chroniqueurs, les historiens et les savants. Sans doute, mes recherches, si attentives qu'elles aient été, nt-elles laissé dans l'ombre tel ou tel fait relatif aux mêmes misères publiques; pourtant il me semble qu'avec les matériaux que j'ai pu réunir par la lecture approfondie des ouvrages tant anciens que modernes, je me trouve en possession de documents assez nombreux et unis entre eux par une concordance de faits assez grande pour me permettre de tracer, d'une manière satisfaisante, le tableau symptomatologique et même l'histoire pathologique entière de cette affection qui, de plus en plus rare dans les temps présents, exerça jadis de si cruels ravages sur l'humanité.

TABLEAU DES PRINCIPALES ÉPIDÉMIES D'ERGOTISME

OBSERVÉES DU Xᵉ AU XIXᵉ SIÈCLE.

Dates.	Lieux frappés par l'épidémie.	Noms des historiens.	Caractère prédominant.
945	Paris et ses environs.	Frodoart.	Gangrène.
993	France.	Rodolphe Glabert.	Gangrène.
994	Limousin, Aquitaine, Anjou.	Mézerai	Id.
1000	Bourgogne.	Constantin.	Id.
1039	Id.	Glaber.	Id.
1070	Dauphiné.		Id.
1089	Haute et Basse Lorraine, comté de Namur.	Sigebert de Gemblourg.	Id.
1090	Id.		Id.
1099	Id. Dauphiné, etc.		Id.
1109	Id. Plusieurs autres contrées françaises.		Id.
1125	Id.	Dumont.	Id.
1129	Paris.	Felibien.	Id.
1153	Dormans.	Gauthier, abbé de Cluny.	Id.
1254	Marseille.	Read.	Id.
1556	Brabant.	Dodonœus.	Id.
1581	Duché de Luxembourg.	Baldiunus Roncius.	Id.
1588	Silésie.	Schwenckfeld.	Id.
1593	Id.		Id.
1596-97	Hesse.	Wendelius Thalius.	Id. Convuls.
1630	France.	Teissier.	Gangrène.
1648	Voigtland. Angleterre.		(?)

Dates.	Lieux frappés par l'épidémie.	Noms des historiens.	Caractère prédominant.
1672	Sologne.	Perrault.	Gangrène.
1674	Montargis.	Bourdelin.	Id.
1690	Finale.		(?)
1693	Cantons de la Forêt-Noire.		Convulsions.
1694	Saxe.	Conrad Brunner.	Gangrène.
1698	France et Allemagne.	Curieux de la Nature.	(?)
1702	Pays de Fribourg.		(?)
1709	Cantons de Berne et Zurich.		(?)
1710	Orléanais. Blaisois.	Noël.	Gangrène.
1715	Cantons de Berne et Zurich.	Langius.	Id.
1722	Silésie.		(?)
1723	Environs de Berlin.	Glakensgiffer.	Convulsions.
1723	Wurtembourg.	Srinc.	Id.
1741	Marche de Brandebourg.	Müller.	Id.
1747	Sologne.	Duhamel.	Gangrène.
1749	Lille et ses environs.		Id.
1754	Smoland (Suède).		Convulsions.
1771	Stadt (Hanovre). Zell.	Taübe de Gottinge	(?)
1764	Environs d'Arras.	Read.	Gangrène.
1770	Bourgogne.	Béquillat.	Id.
1775	Lusace. Saxe. Suède.	Schneider.	Id.
1789	Turin.		Convulsions.
1809	Environs de Guéret.	Fayolle.	Gangrène.
1795	Hospice Pietro, à Milan (?).	Moscati.	Convulsions.
1813 1814 1816 1820	Saône-et-Loire, Loiret.	Courhaut.	Gangrène.
1814	Isère.	Janson.	Gangrène.
1846	Envir. de Paris. Autun.	Richard. Michon.	Id.
1855	Environs de Bruxelles.	Raspail.	Id.
1854	Id. de Lyon et Châlons-sur-Saône.	Berriat.	Id. Convuls.

DEUXIÈME PARTIE

HISTOIRE PATHOLOGIQUE DE L'ERGOTISME.

Définition. — L'ergotisme est une affection le plus souvent épidémique, occasionnée par une alimentation contenant une certaine proportion de seigle ergoté; à marche aiguë; très-rarement chronique; se traduisant par des modifications pathologiques fonctionnelles et organiques, telles que céphalalgie, vertiges, délire, convulsions, gangrène, chûte spontanée des membres et se terminant le plus souvent par la mort.

Synonymie. — Suivant les époques et les pays où l'on observa cette affection; suivant le caractère symptomatique prédominant dans chacune de ses apparitions; suivant, aussi, les causes que lui assignaient les populations éprouvées par elle, nous la voyons tour à tour désignée par les noms de Feu sacré, — Feu infernal, — Feu Saint-Antoine, — Feu Saint-Marcel, — Ignis occultus, — Ignis plaga, — Pestilentiæ ignis, — Mal des Ardents, — Mal de Sologne, — Convulsion de Sologne, — Gangrène des Solognats, — Kromm, — Raphania, — Ustilago, — Convulsio céréalis, — Convulsio ab ustilagine, — Necrosis ustilaginea, — Nécrosis epidemica, — Ergotisme gangréneux, — Ergotisme convulsif et enfin Ergotisme, nom général, sous lequel on désigne, ordinairement, tous les désordres qui peuvent survenir par suite de l'ingestion, dans l'économie, de l'ergot, comme aliment.

Fréquence. — L'Ergotisme dont actuellement (et cela par suite, sans doute, d'une culture plus intelligente et de soins plus actifs apportés dans le choix des farines). La fréquence est relativement peu considérable, était cependant bien moins rare autrefois qu'on serait tenté de l'admettre.

Ainsi, en négligeant les anciennes maladies qui ont avec lui quelque analogie et dont on a tenté de le rapprocher, telle que l'ivresse, attribuée, par Plaute et Ovide, à l'usage du Loïolum ; la peste d'Athènes en 426, racontée par Thucydide ; celle d'Égine décrite par Lucrèce, et d'autres encore que je passe sous silence, je trouve depuis l'année 944, où Frodoart le chroniqueur en a signalé, pour la première fois, d'une manière formelle l'invasion dans le Gatinais, je trouve, dis-je, environ soixante épidémies d'ergotisme, rapportées tant par les historiens que par les savants, jusqu'en 1854 où les environs de Lyon, de Châlons-sur-Saône et de Bruxelles en furent atteints. Le Dr Berriat, ancien interne des hôpitaux de Lyon, qui a laissé la relation de l'épidémie de 1854 en cette ville, fait observer, dans sa thèse inaugurale, qu'il se passe peu d'années où les environs de Lyon ne soient visités par quelque apparition d'ergotisme.

L'Ergotisme n'est donc, ni une affection aussi rare qu'on pourrait le croire à première vue, ni aussi éteinte que certains auteurs-amateurs de « Maladies fossiles » le voudraient établir. L'Ergotisme existera tant qu'il y aura des populations faisant leur nourriture presque exclusive de pain de seigle, car cette céréale s'ergotise aisément

Les dangers sont, de nos jours, bien moins grands, je l'avoue, mais cela tient, comme je le démontrerai, dans la suite de ce mémoire, aux soins de plus en plus grands apportés au criblage des grains, à la nourriture de plus en plus réconfortante et généreuse que s'accordent les populations visitées par ce qu'on appelle la civilisation et l'amour du bien-être ; peut-être aussi par la consommation de jour en jour croissante qu'en fait la pharmacie. Il résulte de ce dernier fait que, dans l'espoir du gain auquel ils sont toujours âpres, les paysans recherchent avec soin, dans leurs moissons ce grain, découverte illustre de la thérapeutique moderne, aliment funeste à qui s'en veut nourrir et qu'ils mangeaient jadis, plutôt que de le jeter au rebut.

Nature de la maladie. — L'Ergotisme, ceci est un fait constant, est éminemment épidémique et ce fait n'a pas besoin de longs discours pour être démontré d'une façon péremptoire.

En effet, la cause qui provoque l'ergotisation du seigle agit sur une étendue plus ou moins grande de terrain. Or les indigènes, pauvres pour la plupart, se nourrissent le plus souvent des grains récoltés par eux dans leur petit coin de terre ; il devient donc évident que tous les habitants du district visité par la cause morbide qui infeste la récolte, se servant, pour leur alimentation de la céréale intoniquée, seront tous, plus ou moins exposés, suivant des conditions d'hygiène spéciales ou de prédisposition naturelle, aux dangers qui peuvent résulter de l'usage de cette farine empoisonnée.

Quant aux cas sporadiques, j'ai démontré dans la première partie de ce travail qu'ils ne sont pas non plus des plus rares. Mais ces cas sont soumis à des causes tout spécialement accidentelles, qu'il est inutile de rappeler ici et qui prouvent, une fois de plus, le danger de l'ergot dans la farine. En effet, ceux qui furent visités de ces cas sporadiques étaient précisément ceux qui avaient négligé toute précaution dans la fabrication de leur pain, ou qui, poussés par la misère, avaient mangé presque sciemment de cet aliment, absolument comme autrefois on dévorait le pain de la Montpensier, et comme plus récemment on grignotait, à Paris, le pain, tout au plus digne de ce nom, servi par la municipalité à la population affamée.

Passons donc à un autre ordre de faits qui n'est pas sans offrir quelque intérêt au point de vue historique.

L'Ergotisme est-il contagieux?... Telle fut la question mise en 1596 à l'ordre du jour par la Faculté de Montpellier qui, toujours et par tempérament, à la recherche du merveilleux en fit un sujet de concours.

D'où put donc venir à cette école l'idée de la contagion dans cette maladie dont, sans doute, elle avait dû auparavant, [fort imparfaitement étudier les causes, pour en arriver à cette idée dépourvue de toute raison d'être?...

Faisons, ici, un peu d'histoire et, avec M. Racle, remontons à l'origine de la question de contagion dans les maladies. Ce sera une digression; mais l'anecdote lorsqu'elle est parente de la science et inhérente, dirai-je presque, au sujet traité, ne doit pas être tout-à-fait répudiée. Ce qui fait que j'ouvre ma parenthèse.

La question de contagion était inconnue à la médecine antique, et jusqu'au moyen âge les auteurs ne s'étaient pas doutés de cette condition étiologique qui, depuis, fit tant de bruit, et qui, dans les circonstances suivantes, fut bâclée de toute pièce par l'italien Fracastor, l'ami du pape Paul III, l'auteur du fameux poëme *Syphilis sive morbus Gallicus*, placé, par ses admirateurs, à côté des *Georgiques* de Virgile.

Lorsqu'il s'agit en 1547 de rassembler le concile de Trente, Paul III, cet Alexandre Farnèse, protecteur de Michel-Ange et patron des jésuites qu'en 1540 il avait approuvés sous le nom de « Clercs de la compagnie de Jésus, » craignit l'influence des barons d'Autriche sur certains membres du concile, en les réunissant dans une ville si proche de leur juridiction. Paul III fit part de son embarras à Fracastor, son médecin, qui lui vint en aide, voici comment : A cette époque une maladie pestilentielle ravageait Venise et les environs de cette ville, Fracastor prétendit qu'elle était contagieuse et que, par conséquent, il était prudent, pour la sûreté des membres de la sainte assemblée, d'éloigner le concile du théâtre ravagé par le fléau, et de le transporter dans une ville qui en fût exempte. Son conseil fut goûté; les prélats se réunirent à Bologne. Là, du moins, ils n'eurent plus à redouter la maladie réputée « contagieuse, » et le Saint-Père, libre de son inquiétude par rapport à l'influence autrichienne, put diriger les travaux du pieux cénacle, dans le sens qu'il voulait, et faire sortir, en toute quiétude, la fameuse bulle : *in cœná Domini*, qui, lue tous les ans, le Jeudi-Saint, à Rome, dans la Métropole, excommunie en masse les hérétiques et les ennemis du pape et du clergé,

Donc, cette théorie de la contagion était toute neuve, et, comme cela se pratique le plus souvent en semblable occasion, on s'évertua à lui trouver une application immédiate. La chose était tentante pour « l'ergotisme » sur la nature duquel les savants se perdaient en conjectures. Aussi, les docteurs de Montpellier s'en emparèrent-ils, sans retard pour assigner des propriétés contagieuses à une maladie qui en était complètement exempte.

Il pourrait, pourtant, se faire que les professeurs de Montpellier n'aient pas été aussi coupables de légèreté scientifique qu'on pourrait le supposer et que, séduits par la nouveauté de la doctrine, ils aient été trop aptes à lui rattacher tout ce qui était quelque peu susceptible d'être expliqué par elle.

Peut-être, par exemple, ne leur a-t-il été donné de porter leur attention que sur des épidémies dans lesquelles prédominaient les symptômes convulsifs.

Or, on sait que dans bien des cas, la cause dite « d'imitation » peut très-bien déterminer des symptômes nerveux chez des individus impressionnables, rien que par la vue de troubles analogues observés chez certains malades.

Peut-être aussi, ont-ils remarqué que là où l'ergotisme s'attaque à l'un des membres d'une famille, les cohabitants en sont le plus souvent atteints.

Or, cela doit être, attendu que, qui vit sous le même toit partage d'ordinaire la même nourriture, les mêmes conditions d'hygiène, etc., ce qui fait qu'une affection résultant directement de l'alimentation doit faire subir une influence fâcheuse identique pour tous, sur les habitants du même toit.

En généralisant outre mesure les idées que je viens d'exposer; en ne se mettant pas suffisamment en garde contre les séductions d'une doctrine nouvelle, les auteurs pouvaient d'une manière, pour ainsi dire inconsciente et très-excusable, attribuer des propriétés contagieuses à l'Ergotisme dont, à cette époque amie du mysticisme médical, la nature était imparfaitement connue. C'est ce qui dut avoir lieu pour les professeurs de Montpellier qui, enchantés de trouver le placement immédiat d'une doctrine alors à son aurore, servirent, à leur insu, à donner la consistance d'une idée scientifique à ce qui n'était qu'une ruse politique, dont, comme pour beaucoup depuis, ils devinrent dupes.

Ce fut là, du reste, la seule fois qu'on assigna le caractère contagieux à l'ergotisme. Et si en relatant ce fait je me suis peut-être trop étendu, c'est que j'y ai trouvé, pour ma part, ample matière à réflexion, en songeant à ceux qui, trop aisément amoureux d'une idée neuve, s'en font les adeptes aveugles sans en avoir analysé et synthétisé, à plusieurs reprises, tous les éléments jusqu'aux moindres détails, et repris la question *ab ovo*.

Etiologie. — La cause par excellence, la cause unique de l'ergotisme, c'est, on le comprend, l'usage d'un pain contenant de l'ergot en certaines proportions. Pour Read, la farine pour être dangereuse, doit en contenir à peu près 1/8.

Une circonstance bonne à noter, c'est que la plupart des auteurs sont unanimes à prétendre que plus le pain est fraîchement sorti du four, plus il y a danger à s'en nourrir, et plus les effets vénéneux sont prompts à se faire sentir.

Donc, c'est l'ergot qui est la cause de tout le mal. Mais à côté de cette condition *sine qua non*, il en est d'autres, secondaires, je l'avoue, mais qui ne sont pas à dédaigner, car elles prédisposent à l'affection d'une manière toute particulière et fatale.

En première ligne, je vois la misère, qui débilite et tue, à coups lents, les malheureux qu'elle frappe; la misère qui dit, en même temps, malpropreté, mauvaise hygiène, conditions qui, elles aussi, augmentent la gravité de toutes les maladies qui se déclarent chez ceux qu'elle habite ; la misère, enfin qui fait qu'à tout prix, avec tel aliment que ce soit, l'homme cherchera toujours à assouvir en lui les tourments de la faim, dût-il, par la mort, calmer, un seul instant, les tortures d'un jeûne intolérable.! Puis vient l'ivrognerie, si fréquente dans les classes pauvres, l'ivrognerie qui, souvent, ne demande qu'une étincelle pour éclater avec sa sinistre auréole d'infirmités et précipiter dans la mort ceux dont elle a, dès longtemps, tué l'intelligence et anéanti les forces physiques ; ceux enfin qui, grâce à elle, sont aussi vite abattus que frappés...

Une question pleine d'intérêt se présente ici, c'est celle de l'âge et du sexe. De tout temps on a remarqué que les adultes du sexe masculin sont plus vite atteints et plus souvent frappés de mort que les enfants, les vieillards et les femmes. Ainsi sur 45 cas d'ergotisme observés à Lyon, en 1854, il n'y eut que 6 enfants, 3 vieillards et 2 femmes qui furent frappés, tandis que les 34 autres cas furent observés chez les hommes de 30 à 50 ans. Ce fait, et plusieurs autres semblables, qu'il serait trop long de rappeler ici, me semble concluant en faveur du sexe masculin et de l'âge adulte. Pourquoi cette préférence ?...

Quoique trouvant partout la constatation de ce fait, nulle part il ne m'a été donné d'en trouver l'explication, pas même l'ombre d'une tentative. C'est là, du reste, un travers général aux auteurs qui, le plus souvent, se contentent de compiler sans discernement, et qui, satisfaits d'un heureux et abondant plagiat, se dispensent d'émettre leurs propres idées qui, parfois, font défaut à leur cervelle. Sortirai-je moi-même de l'ornière ? J'en doute. Il y aurait, pour le sujet présent, matière à tout un livre, et mon sujet est limité. J'essaierai, toutefois, d'exposer à la hâte mes propres impressions sur ce point, libre à chacun, ensuite, d'en extraire le bon, s'il y en a, et de diriger mes recherches sur les points indiqués.

L'enfant semble, d'une manière générale, avoir plus de résistance à certaines épidémies ; ici c'est un fait. C'est que, d'abord, il n'a pas encore été débilité par les fatigues, les abus, les soucis qui, du pauvre de 30 ans, font, le plus souvent, un être débile et sans force, un vieillard. En outre, l'enfant mange bien moins que l'homme, et même dans les temps de plus grande misère, s'il se trouve au logis quelques miettes de nourriture plus reconfortante, plus présentable, n'est-ce pas toujours mis en réserve pour lui, tandis que l'homme dont le travail élève la fa-

mille doit, à tout prix, calmer la faim qui le tourmente, et qui en l'empê-
chant de gagner, causerait la mort de ceux qu'il aime.

D'autre part, la circulation, chez l'enfant, se fait d'une manière plus
active que dans les autres âges de la vie. Les vaisseaux sont, en outre, moins
rigides, bien plus facilement dilatables par l'ondée sanguine, de sorte
que, d'un côté, leur paroi musculaire étant moins résistante, de l'autre,
le cours du sang étant plus rapide, et, par conséquent, plus apte à sur-
monter tout obstacle opporté à son trajet, il s'ensuit que l'enfant se
trouve dans d'excellentes conditions d'antagonisme à l'action de l'ergot
qui, nous le verrons plus tard, est, finalement d'oblitérer la lumière des
vaisseaux sanguins.

Des conditions d'hygiène et de physiologie tout aussi intéressantes,
semblent également mettre, d'une façon relative, à l'abri de l'ergotisme,
le vieillard, cet autre enfant de la famille, chez lequel l'égoïsme éteint
à la longue les sentiments affectifs avec les ennuis qui en découlent, et
qui, travaillant moins que l'adulte, use moins et, par suite, mange
moins que lui.

Chez le vieillard, les conditions physiologiques et anatomiques sont
totalement différentes de celles que nous avons relevées chez l'enfant.
Les conséquences en seront pourtant les mêmes.

La circulation est moins rapide dans la vieillesse que dans les autres
âges de la vie. Par conséquent l'absorption sera moins rapide, et une
partie de la nourriture intoxiquée pourra être entraînée avec les rési-
dus de la digestion avant que tout le principe vénéneux en ait été em-
porté dans le torrent circulatoire.

Et puis, les parois vasculaires sont chez lui bien plus rigides, bien
moins sensibles aux causes de contraction ou de dilatation qui, à d'autres époques de l'existence, peuvent entraîner des troubles importants.
Ici cette disposition des vaisseaux entrave l'action contractante de l'ergot qui ne cause que des perturbations peu appréciables dans le système circulatoire et donne à la vieillesse une immunité relative.

Les femmes sont, a-t-on dit, moins exposées que les hommes aux
dangereux effets du seigle. On a inféré que cela tient à ce qu'elles mangent moins de pain. Sans doute, y a-t-il d'autres raisons à ce privilége,
relevé, du reste, par la plus grande partie des auteurs. Sur ce point j'a-
voue que toute tentative d'explication me faisant défaut, et redoutant la
route si dangereuse de la gratuite hypothèse, je pense qu'il vaut mieux
me contenter de signaler simplement le fait. Je laisse donc à plus clair-

voyant et surtout plus initié que moi à ces tentatives d'explication, le soin d'éclairer ce point de l'étiologie de l'ergotisme.

Variétés. — Tous les auteurs se sont, sans exception, évertués à faire deux variétés d'ergotisme. Ils ont fait « l'ergotisme convulsif » et « l'ergotisme gangréneux » lequel a, par leur soin, été divisé en « ergotisme à gangrène sèche » et à « gangrène humide. »

Quoique fort amateur des divisions, car elles simplifient toujours la besogne, et rendent la lecture de l'œuvre plus facile, je me demande pourquoi faire ici tant de chapitres ne contenant pour la plupart que des redites, et considérer comme des affections distinctes l'une de l'autre des maladies dont la terminaison seule est variable, tandis que les causes et les premiers symptômes sont toujours identiques.

Dans l'étude des symptômes de l'ergotisme, je ne considérerai donc pas, comme mes prédécesseurs, trois variétés d'ergotisme, attendu qu'au début il est impossible de discerner, d'après les symptômes, si les caractères gangréneux, secs ou humides, prédomineront sur les caractères convulsifs, et réciproquement. Nous aurons, du reste, l'occasion de voir, plus d'une fois, la forme gangréneuse être elle-même accompagnée de contracture et de convulsions.

Voici donc l'ordre que je suivrai dans la description des symptômes :
1° *Période prodromique et d'invasion;*
2° *Période de maladie confirmée ;*
3° *Période de terminaison.*

Dans cette troisième période enfin, j'établirai la double marche que peut suivre la maladie, qu'elle se borne aux troubles convulsifs ou qu'elle se complique de gangrène, laquelle, comme dans tous les cas possibles, peut-être à « forme sèche » ou à « forme humide. »

Symptomatologie. — *Période prodromique et d'invasion.* — Les premiers symptômes indiquant que l'intoxication ergotique se produit, sont : des vertiges, des éblouissements, des bourdonnements d'oreilles, de la lassitude, de l'engourdissement dans les membres, surtout dans les membres inférieurs, de l'indécision dans la marche et dans la station, une sensation de constriction dans l'arrière-gorge.

Ces symptômes ont, rarement, une grande intensité, souvent même, ils passent inaperçus. J'ai pourtant relevé dans une thèse soutenue en 1820, par le Dr Bailly, l'observation d'un homme de Commines-sud qui, chaque fois qu'il avait mangé du pain contenant de l'ergot, tournait plusieurs fois sur lui-même comme un mouton atteint du « tournis, » et tombait ensuite sans connaissance, éprouvant alors de violentes douleurs à la tête et à l'épigastre. D'autres fois, les malades sont en proie à une sorte d'ivresse joyeuse, analogue à celle qui suit l'ingestion du hachis.

Mais un symptôme presque constant est la céphalalgie dont le siége principal est dans la région sus-orbitaire, et à laquelle il n'est pas rare de voir s'ajouter des douleurs épigastriques, des nausées, des vomissements même, sans que, malgré tant de troubles, l'appétit soit modifié.

On n'a jamais, dans cette période, noté de fièvre ; mais le sommeil est troublé par des rêvasseries et des crampes dans les jambes.

Ces symptômes qui, d'une manière ordinaire, suivent de près l'ingestion de l'ergot, peuvent aussi se produire plusieurs jours seulement après l'introduction de l'ergot dans l'économie.

Leur durée dépasse rarement sept ou huit jours. Si, à cette époque, on s'abstient de la nourriture délétère, ils s'amendent spontanément. Tandis que, et c'est là ce qui arrive le plus souvent, attendu qu'on n'est pas assez vite mis en garde contre l'imminence du péril, si l'on continue à se nourrir de ce grain perfide, la maladie passe bientôt à la seconde période que nous allons étudier.

B. *Deuxième période* ou *Maladie confirmée*. — Les membres sont alors tourmentés par des fourmillements continuels. A l'engourdissement succède l'impuissance. Les jambes, toujours les premières atteintes, refusent tout service et deviennent le siége de douleurs profondes, s'exaspérant la nuit, où elles prennent le caractère de véritables douleurs ostéocopes, exaspérées par le contact seul des couvertures et même des corps les plus légers.

Tantôt froides et glacées, les jambes sont, en d'autres cas, la proie d'une chaleur intolérable et profonde qui, partant de l'extrémité des orteils, les sillonne dans toute leur étendue jusque dans l'articulation coxofémorale.

Les tendons sont travaillés par des soubresauts, accompagnés de douleurs d'intensité variable et pouvant se changer en véritables convulsions.

La peau des membres, surtout des membres inférieurs, reste parfois colorée normalement et subit, en d'autres cas, de nombreuses modifications. Tantôt pâle et ridée, on l'a parfois vue se couvrir d'une rougeur érysipélateuse, tandis qu'en d'autres circonstances on a observé qu'elle est régulièrement parsémée de petites taches roses, semblables à des piqûres de puces.

La vue se voile d'un brouillard tantôt intermittent, tantôt continuel et pouvant aller jusqu'à la cécité. Trousseau a noté, dans cette période, de la dilatation des pupilles. D'autres ont observé de l'amblyopie.

Le sommeil s'accompagne d'affreux cauchemars. Certains malades tombent plusieurs fois, dans la même journée, dans une sorte de léthargie d'où ils sortent tout hébétés et dans un état de stupeur analogue à celle qui suivrait une ivresse prolongée. A la suite de ces accès léthargiques, les malades sont en proie à des idées sombres, à la mélancolie, voire même à une véritable manie.

L'appétit, malgré des troubles si considérables, reste pourtant conservé. Il reparaît même plus impérieux à la suite des accidents que je viens de signaler.

La soif est intense. Souvent les malades se plaignent d'une sensation de brûlure à l'épigastre, et sont tourmentés par de violentes envies de vomir. Quelquefois, mais ce fait est rare, on a noté de la diarrhée. On cite plusieurs faits où le lait des nourrices se serait tari, même dès le début de l'affection.

Ces symptômes peuvent durer de 12 à 15 jours. Si la maladie n'est pas enrayée dans sa marche, ils augmentent d'intensité et l'on voit alors l'affection entrer dans sa troisième et dernière période, laquelle pourra être constituée par des troubles purement nerveux qui formeront l'*ergotisme convulsif*, ou par des lésions organiques dont le résultat sera la gangrène des extrémités, en d'autres termes l'*ergotisme gangréneux*.

C. *Troisième période*. 1° *Forme convulsive*. — Les douleurs et les crampes qui d'abord n'ont occupé que les extrémités inférieures apparaissent dans les membres thoraciques. Ces crampes s'accompagnent de contracture; les mains sont en proie à de la carpologie, se contractent et sont agités de mouvements convulsifs.

Les articulations deviennent le siége de douleurs analogues à celles qui résulteraient des efforts les plus violents qu'on tenterait pour détruire les rapports articulaires.

Les membres se recourbent sur eux-mêmes et deviennent d'une raideur tétanique, tandis que la face grimaçante et tourmentée par un trismus incessant, prend une expression effrayante augmentée par un rire sardonique intermittent, et l'écoulement d'une écume sanguinolente.

On cite à cette période de véritables accès de tétanos opisthotomique suivi d'un état comateux plus ou moins long d'où le malade sort en proie à une faim canine et dont la succession détermine presque toujours la mort.

Pendant tout le temps de cette période, la peau se couvre d'une sueur abondante et visqueuse; le sens de la vue est presque toujours modifié d'une manière très-sensible, souvent même on le voit presque absolument aboli. Le sens de l'ouïe est aussi très-fréquemment frappé de surdité.

Quand la maladie doit se terminer par la mort, tous les symptômes que je viens de passer en revue vont en augmentant d'intensité, et la mort survient à la suite d'acccès tétaniformes ou même apoplectiformes. Lorsqu'au contraire, et c'est là ce qui arrive le plus souvent, l'affection tend à la guérison, on voit ces mêmes symptômes s'amender d'une manière sensible, et peu à peu le malade renaître à la santé.

Il faut avouer, cependant, que ce retour salutaire ne s'obtient pas à si bon compte. On a vu des individus demeurer atteints d'hémiplégie, de paraplégie, disparaissant à la longue ou persistant pendant toute la vie du malheureux. Quelquefois aussi les membres inférieurs, le pli de l'aine et le creux de l'aisselle, deviennent le siége de bubons et d'abcès. Mais, encore une fois, le retour radical à la santé est la plus fréquente terminaison de cette forme d'ergotisme, dont la fréquence est bien moins grande que celle de l'*ergotisme gangréneux*, que je vais maintenant étudier.

2° *Forme gangréneuse*. — La peau, que dans la deuxième période nous avons trouvée pâle et ridée, et, suivant l'expression de Langius, comme macérée dans l'eau bouillante, se couvre de plaques d'un rouge brun, de phlyctènes plus ou moins confluentes et distendues par une sérosité sanieuse, d'une odeur souvent nauséabonde. En même temps les membres, surtout les jambes et les cuisses, sont la proie d'une chaleur telle que, au dire d'Adalberon II, évêque de Metz, qui, lors de l'épidémie de l'an 1000, accueillit et soigna dans sa maison d'Epinal de nombreux ergotisés, l'eau versée sur la partie atteinte, s'y vaporisait comme si on l'eût jetée sur une barre de fer rougie au feu.

Leteurtre.   3

Souvent, alors, le membre se durcit, se noircit, se momifie. A mesure
que ces modifications s'y produisent, les pulsations artérielles s'y font
de moins en moins sentir, tandis que sur la peau du membre on peut,
avec la main, suivre les vaisseaux sanguins, semblables à des cordons
durcis. Les membres ainsi « boucannés, » suivant l'expression de Ber-
ryat de Lyon, restent dans cet état caractérisé par tous les symptômes
de la gangrène sèche des vieillards, deux ou trois septénaires, quelquefois moins, rarement plus.

Au bout de ce temps, un sillon inflammatoire sépare la partie restée
saine de la partie malade qui, le plus souvent, se détache spontanément
de la jointure, sans presque de douleurs ; sans hémorrhagie, absolument comme si c'était une jambe de bois qu'on détacherait du tronc.

Quoique les membres inférieurs paraissent de préférence atteints, on
a vu les membres thoraciques être également frappés de cette gangrène
qui revêt le plus volontiers la forme sèche.

Aussi Conrad Brunner a vu, en 1695, à Augsbourg, un individu dont
les doigts, sous l'influence de l'ergotisme, se sont desséchés, noircis,
sphacélés et finalement détachés d'une manière spontanée, des os de la
main sans que la mort s'en suivît.

Noël, chirurgien en chef de l'Hôtel-Dieu d'Orléans, cite plusieurs individus qui, dans les épidémies de 1709 et 1748, furent reçus à l'hôpital, dont les membres se séparaient spontanément du tronc, et, de la
sorte mutilés, vécurent encore quelques jours.

Parmi ces malheureux, il en cite particulièrement un, dans un mémoire qu'en 1710 il envoya à l'Académie des sciences. C'était un paysan
des environs de Blois « dont la gangrène, dit-il, fit d'abord tomber tous
les doigts d'un pied, puis ceux de l'autre, puis le reste des deux pieds et
enfin la chair des deux jambes ; celle des deux cuisses tomba successivement, ne laissant que les os qui, eux-mêmes, ne tardèrent pas à
éprouver le même sort. » Dans le temps où se lisait cette relation, les
cavités des os de la hanche commençaient à se couvrir de bonne chair.

A la même époque, M. de Salerne observa dans l'Orléanais un enfant
de 10 ans, dont les deux cuisses se séparèrent spontanément du tronc,
à l'articulation coxo-fémorale, sans qu'il y ait eu d'hémorrhagie. Le
frère de cet enfant, âgé de 14 ans, perdit également la cuisse d'un côté
et la jambe de l'autre à l'articulation du genou.

Ces exemples, que l'on pourrait varier à l'infini si l'on voulait puiser
dans les relations des anciennes épidémies de l'an 1000 et de 1131,

suffisent, selon moi, à montrer les épouvantables ravages que peut causer l'affection qui nous occupe. Il en ressort un fait important, c'est l'absence totale d'hémorrhagie après la chute des membres, chute tellement spontanée, qu'au dire de beaucoup d'auteurs, les malades trouvaient parfois un pied, une main, un doigt dans leur bas, leurs gants ou les pièces de pansements appliquées sur les parties frappées.

Un sujet intéressant s'offrait dans l'étude de l'ergotisme ; il était l'étude de l'effet du poison sur les organes générateurs de la femme. Mais comme presque chaque fois qu'il s'agit d'une étude originale à faire, les observateurs ont préféré s'attacher aux gros symptômes, à constater la chute d'un membre à l'articulation tibio-fémorale, ou coxo-fémorale, et négliger cette question originale et vraiment utile. Lecture faite de presque tous les mémoires écrits sur ce sujet, voici ce que j'ai recueilli ayant trait à cette action de l'ergot sur les femmes grosses.

Le Dr Courhaut, rendons-lui justice, c'est le seul qui ait fait une tentative d'observation sérieuse, avance que, dans les épidémies de 1814-1815-1816, les femmes grosses, atteintes de l'intoxication ergotique, avortaient avec douleurs et subitement.

Un autre auteur, je ne sais lequel, a dit avoir, en plusieurs circonstances, observé que le lait des nourrices se tarissait sous la même cause.

Une autre observation, qu'il n'est pas sans intérêt de relever, quoique, elle aussi, se trouve singulièrement écourtée, c'est l'absence de fièvre constatée d'une manière presque absolue, par tous les auteurs, et la conservation de l'appétit jusqu'à la mort, laquelle arriverait tout d'un coup, s'annonçant par le ballonnement du ventre, les vomissements, et quelquefois par des diarrhées incoercibles.

Anatomie pathologique. — Il en est de l'anatomie pathologique comme de la plupart des questions réellement curieuses et scientifiques de l'ergotisme. Cette partie nosologique a été étudiée d'une façon déplorable, et la seule excuse, dont, à mon sens, puissent bénéficier les auteurs, c'est qu'à l'époque où ils écrivaient leurs relations, cette branche, cette gloire de la science moderne était encore à l'état d'embryon.

Cependant, des esprits supérieurs avaient, dans le milieu du xviiie siècle, compris toute l'utilité de recherches cadavériques.

C'est ainsi qu'en 1744, Read faisant l'autopsie d'un petit cochon qu'il avait pendant quinze jours nourri avec du blé ergoté, trouva les lésions suivantes : viscères abdominaux gonflés, distendus, foie présentant une tache gangréneuse, d'un pouce de diamètre.

Le Dr Salerne, en 1748, répète la même expérience sur un petit cochon et trouve à l'*autopsie* : une partie du mésentère, le jejunum et surtout l'ileum enflammés ; le bord tranchant du foie présentant deux grandes taches livides.

Tessier, en 1776, présente à l'Académie royale de médecine un mémoire dans lequel sont relatées de nombreuses expériences, parmi lesquelles j'en trouve deux complétées par l'examen cadavérique. En voici le résumé :

1° Un dindon a pris de l'ergot en poudre, mêlé avec du son, pendant sept jours. A cette époque, il a fallu le lui ingurgiter.... L'animal succombe le vingt-troisième jour, après avoir absorbé 256 gr. d'ergot de seigle. A l'*autopsie*, on a trouvé les intestins et le gosier parsemés de granulations, la muqueuse nasale d'une couleur rouge foncée.

2° Un cochon est mis à l'usage de l'ergot en poudre mêlé avec de la farine de bon seigle... Après avoir absorbé 11 kil. d'ergot, il meurt au bout de deux mois. A l'*autopsie*, on a trouvé des taches violettes par-ci par-là, des engorgements sanguins et une sorte de décomposition générale.

En 1844, M. Parola, dans un travail intéressant, nous fait assister à des expériences analogues : « les moineaux, dit-il, ont avalé sous forme de pâte, avec de la farine, 50 centigrammes chacun d'ergot de seigle pulvérisé depuis deux ans.... A l'*autopsie*, on trouve les enveloppes du cerveau et de la moelle allongée légèrement engorgées ; la pulpe cérébrale flasque et molle ; les poumons rétractés, comme comprimés, légèrement durs, imbibés de sang ; le cœur flasque ; le gosier contient un reste plus ou moins grand du médicament et semble légèrement injecté ; les intestins n'offrent rien d'anormal. »

« On a répété ces expériences sur des merles, des pigeons et des poules, et les résultats ont toujours été les mêmes. » Si M. Parola avait expérimenté sur des coqs, des poules ou des dindons, il aurait assurément remarqué le fait suivant relevé par Bonjean, de Chambéry, et M. Millet, fait qui, par négligence sans doute des observateurs antérieurs, avait été par eux passé sous silence, c'est la *coloration violacée* ou noirâtre de la *crête* et du *jabot* des volatils soumis à l'ergotisation, ainsi que la coloration violacée ecchymotique, on pourrait presque dire gangréneuse, des téguments de l'abdomen.

De 1850 à 1852, M. Millet, de Tours, répète d'une manière plus méthodique ces expériences. Dans son ouvrage sur le « seigle ergoté », couronné par l'Académie de médecine, il rapporte un certain nombre d'expériences faites par lui sur des animaux et conclut ainsi l'important chapitre de son mémoire intitulé : « De l'ergot de seigle sous le rapport physiologique. »

« ....Disons un mot des lésions qui se rencontrent après la mort. Et d'abord, constatons que ces lésions ne sont ni constantes, ni bien tranchées. »

« ....Le cerveau a constamment offert un engorgement bien manifeste des vaisseaux qui rampent à sa surface, ou qui se distribuent dans les cavités crânienne et rachidienne.... »

« Nous allons exposer le résumé général de nos autopsies.

« *Appareil musculaire*. — La rigidité cadavérique a toujours été manifeste, mais elle n'a jamais été excessive, si ce n'est dans trois ou quatre cas. Les muscles étaient ordinairement flasques, semi-gélatineux, imbibés de lymphe. Selon M. le Dr Parola, le système osseux lui-même, tant crâno-rachidien que des membres, était partout engorgé de sang. Cet engorgement était surtout très-intense dans les extrémités articulaires ; les capsules articulaires étaient relâchées et comme macérées.

« *Appareil respiratoire*. — Les organes de la respiration ont rarement offert des lésions appréciables. Ainsi, chez la plupart des animaux, les poumons étaient hépatisés à leur partie postérieure. La partie antérieure était assez souvent peu crépitante ; généralement la trachée s'est montrée saine.

« *Appareil circulatoire*. — Le cœur a été trouvé tantôt petit, tantôt volumineux ; les cavités droites contenaient dans tous les cas un sang noir, demi fluide poisseux, et des concrétions polypiformes, quelquefois très-volumineuses, faisant corps avec les colonnes charnues du cœur. Dans les cavités gauches, il ne s'est pas toujours rencontré de sang ; mais il y a eu assez souvent des concrétions fibreuses décolorées.

« Les artères ont été quelquefois vides, quelquefois remplies de sang rose.

« Les vaisseaux veineux ont constamment été gorgés de sang noir, gluant, visqueux.

« Les poulets et les coqs ont, sans exception aucune, toujours eu la « *crête et le jabot d'un violet excessivement foncé.* » Les dentelures de ces appendices offraient une nuance brune encore plus prononcée que le reste de l'organe.

« *Appareil digestif.*—L'œsophage a présenté, dans un certain nombre de cas, des traces légères d'inflammation. La muqueuse a été quelquefois recouverte de granulations.

« L'estomac, contenant la plupart du temps des détritus d'aliments, a présenté sa membrane muqueuse, tantôt grisâtre, tantôt d'un rouge vineux, tantôt ulcérée, tantôt recouverte ou parsemée de granulations. Cette membrane nous a rarement semblé ramollie.

« Le gésier s'est généralement trouvé sain ; une seule fois il était ulcéré. La membrane qui le tapisse a été quelquefois adhérente au tissu musculeux de cet organe, de telle sorte qu'il était impossible de l'en séparer.

« La muqueuse intestinale n'a jamais présenté d'injection ; mais, par contre, la surface péritonéale a toujours offert soit une arborisation, soit une injection bien prononcée.

« Dans un certain nombre de cas, le foie s'est montré à l'état normal, mais gorgé de sang ; plusieurs fois, il y a eu sur cet organe de petites taches verdâtres très-nombreuses qui pénétraient même dans son tissu. La vésicule du fiel, plus ou moins volumineuse, renfermait de la bile, tantôt noire, tantôt verte, tantôt fluide, tantôt épaisse.

« *Système nerveux.* — Les enveloppes du cerveau étaient le plus ordinairement injectées. Les vaisseaux qui sont contenus dans la cavité crânienne étaient remplis de sang noir, demi fluide, poisseux.

« Le cerveau lui-même, tantôt de consistance ordinaire, quelquefois un peu ramolli, offrait quelquefois un piqueté très-apparent lorsqu'on l'incisait ; dans d'autres cas, il ne donnait pas issue à la plus petite gouttelette de sang.

« M. Parola a noté que les nerfs optiques étaient souvent altérés.

« Quant à la moelle, elle a constamment offert des altérations analogues à celles qui se faisaient remarquer dans le cerveau. »

Ces données anotomo-pathologiques, quoique bien incomplètes encore, le sont bien moins que celles rencontrées par nous dans les auteurs cités au début de ce chapitre.

Il y a progrès d'observation, c'est beaucoup, Il y a, en outre, progrès de résultats, c'est mieux. Aux amateurs de la médecine physiologique de compléter, maintenant, par des travaux originaux l'ébauche scientifique de cette question. Pour y arriver, un seul chemin : l'*experientia in anima vili*, souvent et méthodiquement répétée.

En attendant, nous nous contenterons des notions qui sont dues à M. Millet, nous le ferons d'autant plus volontiers qu'il est aisé d'établir entre elles et les symptômes observés dans l'ergotisme un point de corrélation indiscutable.

Diagnostic. — Dans les traités, nous voyons les auteurs établir le diagnostic entre « l'ergotisme » et trois autres affections qui sont : « l'acrodynie », « la pellagre » et « le pelatina ».

Ces différentes maladies ont, il est vrai, une cause commune qui est une « alimentation toxique. » Voilà leur seul point de ressemblance ; quant au reste, la confusion est impossible. Il n'en fallut pourtant pas davantage pour que des rêveurs y voulussent voir de nombreux points de rapprochement. C'était, du reste, un chapitre de plus à ajouter à tous les plagiats mesquins fabriqués sur l'ergotisme.

Faisons, en deux mots, justice de ces erreurs.

Entre l'ergotisme et l'acrodynie, peut-être y aurait-il quelque similitude, mais un point capital est là qui les distingue : c'est le début de l'affection qui, dans le premier cas, commence par des troubles « nerveux » et « céphaliques », tandis que, dans le second cas, les troubles gastriques ouvrent la marche.

D'autre part, l'acrodynie, bien que souvent manifestant des symptômes de contracture, ne s'est jamais fait remarquer par des accidents tétaniques et gangréneux qui constituent la période ultime de l'ergotisme.

La pellagre et l'ergotisme n'ont aucun rapport entre eux, à moins qu'on ait voulu rapprocher les taches roséolées, les bubons et les abcès qui caractérisent l'ergotisme des manifestations cutanées intimement liées à la pellagre. Et, du reste, dans cette dernière maladie, les symptômes du côté de la peau apparaissent les premiers, tandis que dans l'ergotisme ils ne viennent qu'en seconde et troisième ligne.

La pelatina présente, dit-on, avec l'ergotisme certains points de rapprochement, entre autres la terminaison par la gangrène; mais une différence énorme les distingue.

Dans la première de ces maladies, on constate la chute des poils, des dents et des ongles : ce qui n'arrive jamais dans l'ergotisme.

Il y a cependant entre ces deux affections une parité de cause qui est peut-être un peu cause de la confusion de leurs symptômes. L'une et l'autre sont causées par l'usage d'une alimentation cérérale intoxiquée, d'où le nom de maladies épiphytiques donné à ces deux affections.

Le diagnostic est donc, on le voit, facile à établir. L'ergotisme est *lui ;* il est original comme tout empoisonnement, attendu qu'il n'y a pas d'empoisonnements qui soient identiques. Aussi est-ce là un chapitre qu'il me semblerait logique de supprimer, puisqu'il ne peut rien nous apprendre.

Le meilleur diagnostic, à mon sens, serait celui qui reposerait sur l'étude méthodiquement suivie des symptômes divers provoqués dans l'espèce animale par les différents agents toxiques qui peuvent entrer dans l'alimentation céréale.

Pronostic. — Le pronostic de l'ergotisme est grave, très-grave surtout lorsqu'il revêt la forme gangréneuse qui du reste est de beaucoup la plus fréquente.

Pour s'en donner une idée il suffit de consulter les chroniqueurs qui affirment, entre autre, que l'épidémie de 1130 fit, à Paris, près de 14,000 victimes.

Noël, Read, Salerne et bien d'autres annoncent que, sur 100 cas d'ergotisme, on peut, en moyenne, établir que 90 individus sont frappés de mort.

M. Fayolle, dans sa thèse inaugurale, affirme qu'en 1816 l'épidémie d'ergotisme qui visita les environs de Guéret, décima plusieurs hameaux voisins de cette localité.

Il y a pourtant de nombreuses circonstances qui peuvent avoir une influence spéciale sur la terminaison de la maladie. Ce sont l'âge, le sexe, les conditions hygiéniques et sociales; bref, un peu toutes les raisons qu'au chapitre *Etiologie* nous avons essayé de passer en revue, et sur lesquelles il est impossible de revenir, sous peine de faire des redites toujours ridicules et qui, par leur exposé, ne serviraient qu'à noircir inutilement le papier.

Durée. — La durée de l'ergotisme est excessivement variable. J'ai lu, par exemple, dans une thèse écrite en 1820, l'observation faite sur un vieillard, âgé de 71 ans, dont les mains ne tombèrent qu'un an après l'invasion des premiers symptômes de la maladie.

On peut, toutefois, poser comme extrême limite de la maladie, de six à huit septénaires, si l'on s'en rapporte aux auteurs qui ont traité cette question.

Traitement. — Dans l'ergotisme, qui est une affection intimement liée à des causes spéciales procédant de l'hygiène et de l'alimentation des sujets, il y a deux manières d'envisager le traitement.

La maladie est déclarée ; il faut vite un traitement « antidotique, » et en première ligne s'élève cette question, « l'abstention de la nourriture délétère, » et ensuite le traitement méthodiquement employé pour en combattre les dangereux effets.

La maladie ne s'est pas encore manifestée et n'a frappé que quelques cohabitants du pays ou de la maison. Il faut alors, se servant de l'exemple offert par d'autres victimes, en empêcher l'invasion chez les autres.

De là, deux séries de traitement à envisager : celui de la maladie confirmée et le prophylactique, c'est-à-dire celui qui, avant coup, viendra soustraire l'individu à l'influence du poison.

A. *Traitement de la maladie confirmée.* — Supposons que la maladie soit déclarée ; on appelle le médecin... Que faire ? Il nous faut, sur ce point, remonter un peu loin et, pour être complets, copier les anciens, quoique, suivant nous, tous ces traitements dits « curatifs, » n'aboutissent qu'à grossir le nombre des victimes, car, trop souvent, ils font négliger le traitement prophylactique qui est le meilleur, le seul sur le compte duquel je reviendrai avec soin dans la seconde partie de ce chapitre.

Evidemment nous laisserons ici de côté le traitement de l'ergotisme, par les processions, en l'honneur de sainte Geneviève ; les monastères et les autels élevés à saint Antoine ; les cierges brûlés devant les images de Notre-Dame de Paris et de Dormans.

Les prières publiques et les sacrifices au culte n'ont rien à faire dans la pratique médicale.

Nous ne remonterons pas davantage au traitement employé dans la peste d'Athènes, par Hippocrate qui, avouons-le, bien plus sage que beaucoup de ses confrères modernes, employait alors, seulement, les fomentations excitantes sur les membres atteints.

Nous négligerons, sans scrupule, ces formules « sacro-iatriques, » pour arriver d'emblée au traitement préconisé par les partisans des trois derniers siècles.

Les médecins de Marbourg conseillent les purgatifs, auxquels ils font succéder l'administration des amers et des sudorifiques à large dose, savaient-ils pourquoi, j'en doute. Leur méthode dite curative était un mélange d'empirisme et de routine.

Langin prescrivait aussi les sudorifiques, mais ce n'était qu'apè avoir excité une secousse générale par le moyen de l'émétique. Avant l'apparition du sphacèle, il faisait appliquer sur les membres qui en paraissaient menacés, des cataplasmes résolutifs et des médicaments spiritueux, dès que le sphacèle se manifestait, on le combattait avec des liniments digestifs, des poudres aromatiques et des emplâtres toniques. Le régime des malades consistait dans la privation du vin, des aliments difficiles à digérer, surtout du pain chaud et lourd ; on leur recommandait aussi de se précautionner contre l'humidité de l'air et des habitations...

Tissot propose la saignée, mais faite avec circonspection ; ensuite il conseille le vomissement plus ou moins répété, puis les purgatifs salins, auxquels il fait succéder de fortes doses de camphre et de quinquina, l'application de larges vésicatoires au cou et au sacrum, et enfin des incisions profondes dans les parties malades, qu'il recommande de fomenter continuellement avec une décoction vineuse de quinquina.

Read propose la méthode curative suivante : « Si la petite quantité d'ergot pris à petite dose, dit-il, ne cause qu'une fièvre accompagnée de symptômes convulsifs, de mouvements spasmodiques et d'embarras dans la tête, ces phénomènes exigent le traitement qui leur est particulier, avec cette seule différence, que l'usage des boissons acides doit être continué aux différentes époques de leur durée. Dans les cas où les douleurs fixes, l'engourdissement et le froid qui leur succèdent, annoncent l'approche de la gangrène sèche, le traitement suivant est le plus propre à la prévenir, à en arrêter les progrès, à rendre enfin ses suites moins terribles.

« L'état du pouls seul doit décider la nécessité de la saignée ; secours dont on doit toujours user très-sobrement. Les vomitifs donnés dans le commencement de la maladie opèrent des effets très-salutaires; mais ils ne sont indiqués que lorsque l'on peut s'assurer que les nausées ne dépendent point de l'irritation seule du ventricule, et que l'amertume de la bouche annonce une congestion d'humeurs saburrales dans les premières voies : l'ipécacuanha en infusion, à la dose d'un gros, aiguisé d'un grain ou deux d'émétique, remplit cette indication sans trouble notable.

« Le lendemain du vomitif on purgera le malade avec un minoratif, s'il n'y a point de fièvre, ou si elle est légère ; dans le cas opposé, les lavements purgatifs prendront la place des potions. On donnera pour boisson ordinaire, une infusion de fleurs de sureau, de guimauve et de bouillon blanc, à laquelle on ajoutera quatre cuillerées de vinaigre, autant de miel, et un grain de tartre stibé (pour un pinte de liquide). On pourra substituer à cette boisson une limonade légère et peu sucrée, aiguisée également avec le tartre stibié.

« Dès que les malades se plaindront de l'engourdissement et du froid aux membres, on appliquera sur les parties affectées des linges trempés dans une décoction de plantes aromatiques ; mais, avant l'application de ces linges, on frottera les parties avec la main ou quelque étoffe de laine. On mettra de vastes emplâtres vésicatoires sur les endroits voisins des membres engourdis. On fera aussitôt commencer au malade l'usage de la décoction suivante : Prenez quatre onces de bon quinquina en poudre grossière, une demi-once de sel ammoniac ; faites bouillir le tout dans un pot d'eau de fontaine, ajoutez-y sur la fin des pincées de fleurs de camomille. Le malade prendra toutes les heures quatre onces de cette boisson.

« Si l'engourdissement et le froid continuent après l'application des aromatiques, l'action des vésicatoires et l'usage de la décoction que l'on vient d'indiquer, on se servira de cette dernière pour fomenter les parties menacées de gangrène. »

Read recommandait, en outre, de fomenter avec soin les membres en voie de mortification avec la préparation suivante : prenez quatre onces d'alum calciné, trois onces de vitriol romain, une once de sel commun, faites bouillir le tout dans deux livres d'eau, jusqu'à réduction de moitié.

Plusieurs praticiens ayant remarqué que la chute des membres atteints par la gangrène ergotique se faisait sans perte de sang et souvent sans que les malades en mourussent, conseillèrent le traitement chirurgical.

Read fut un des premiers à recourir à l'amputation, mais il posait en principe que, pour y avoir recours, il faut attendre que la nature ait marqué elle-même le temps et le lieu d'élection de cette opération, par une ligne de séparation entre le vif et le mort.

Barrier s'abstenait de pratiquer les amputations, et il avait bien raison, puisque la mort en était le plus souvent la conséquence. Lorsqu'il intervenait, c'était pour séparer les parties sphacélées qui pouvaient ne plus tenir que par des lambeaux de tissu fibreux ou osseux ou pour ménager, avec les plus grands soins, les moignons qui présentaient des saillies osseuses ou des lambeaux trop inégaux.

Dans cette période de l'ergotisme, aussi bien, du reste, que dans un degré moins avancé, les toniques, le vin, le quinquina, une nourriture choisie et réparatrice doivent être la base du traitement interne.

Les préparations opiacées à l'intérieur, les injections hypodermiques de solutions morphinées, peut-être même le chloral, trouveront aussi bien leur place pour calmer la douleur, et permettre au malade un peu de repos.

D'après le Dr Béchet, l'atropine serait le meilleur remède à administrer, à cause de la propriété qu'elle possède d'affaiblir la contractilité musculaire. Ce remède, qui jouit de quelque considération, tend à prendre une certaine importance, mais il serait bon, avant de l'employer empiriquement, comme cela se fait trop souvent en médecine, il serait bon de l'expérimenter dans ce sens, et voir s'il est vraiment l'antagoniste de l'ergot, ce qui donnerait plein droit à M. Béchet.

Quoi qu'il en soit, de tous les traitements proposés pour combattre les mauvais effets de l'ergot, bien peu me paraissent dignes de confiance. Nous ne pourrons nous flatter d'en posséder un que le jour où les expérimentateurs, dûment renseignés sur l'action toxique de l'ergot, lui auront assigné un antagoniste. Jusque-là je refuserai ma confiance à tout autre traitement qu'au praphylactique, car celui-là, du moins, empêchera l'invasion du mal.

B. — *Traitement prophylactique.* — Faire disparaître l'ergot des céréales employées dans l'alimentation des peuples, voilà le but que l'on devrait se proposer. L'a-t-on fait? Les individus, oui; les gouvernements, non. Que leur importent ces menus détails ? Une épidémie d'ergotisme arrive, on plaint les malheureux indigènes, on fait une quête pour eux, puis on nomme, à grand bruit, une commission qui fait un long mémoire. On blâme l'incurie des cultivateurs, l'ignorance des campagnes, la folie même de ceux qui, pressés par la faim, mangent ce pain maudit, qui leur coûte moins cher ! Mais des mesures pour arrêter de nouveaux malheurs, ou n'en prend pas !

Est-ce ainsi que l'on devrait agir ? La réponse est facile. Au lieu d'aller droit à la pratique, on se perd dans la phraséologie. Et les moissons, comme par le passé, continuent à montrer à travers leurs beaux grains d'or, ces vilains ergots noirs qui font tache aujourd'hui et feront mourir demain.

Ne serait-il pas plus convenable que, chaque année, à l'époque où la moisson est mûre, chaque commune choisissant les plus capables de ses cultivateurs, en constituât une sorte de « conseil de salubrité » qui, parcourant le district, rechercherait, avec soin, les champs où l'ergot prédominerait en proportions dangereuses pour l'alimentation. Ces champs, alors frappés d'une sorte d'embargo, devraient dès lors être moissonnés par les soins de la commune. Le grain battu à part, avec des cribles spéciaux, des trieurs perfectionnés qui retiendraient les ergots, passerait pur et serait rendu à son propriétaire, tandis que l'ergot, déclaré dans chaque mairie, serait acheté par l'État qui en prendrait le monopole et le revendrait lui-même aux pharmaciens.

De la sorte, cette production anormale dont les populations rurales ne se méfient pas assez et dont elles ne connaissent, sans doute, que les mauvais effets, à cause de l'emploi intempestif qu'en font souvent les sages-femmes, ne serait plus laissée entre les mains des imprudents et des affamés, mais encore serait enlevée aux empiriques, aux rebouteurs, aux matrones et à bien d'autres qui, lui prêtant une propriété abortive, en font un criminel usage, ou qui, par ignorance en font, sans raison, usage dans leur clientèle mystifiée.

Alors enfin, l'ergot ne serait plus ni un cas de maladie terrible, ni d'accidents thérapeutiques. Il deviendrait l'objet d'une récolte spéciale, d'un commerce nouveau. Le possesseur du champ, sachant que le mauvais grain lui sera payé autant, plus cher même, que le bon, n'hésitera pas à déclarer que son champ est infecté, dès qu'il s'en apercevra.

L'État achetant, à chaque commune, l'ergot pour un prix de, pour tel poids, le résultat de la vente serait divisé entre le propriétaire du champ et cette commune, laquelle aurait fourni les trieurs spéciaux. Une loi devrait, en outre, frapper d'une amende sévère tout individu ayant caché ou dissimulé une partie, si minime qu'elle fût, de ce poison qui dès lors ne pourrait plus être livré que sur certificat de médecin.

En même temps, cette « commission communale » dont l'action pourrait s'étendre à tout ce qui intéresse la culture des terres, s'occuperait de rechercher la cause d'ergotisation de tel ou tel champ et les remèdes qu'on pourrait apporter à ces accidents.

Tel est, selon moi, le meilleur moyen de prévenir les calamités publiques, les accidents particuliers qui ont fait une si désastreuse réputation à cet ergot, dont les propriétés thérapeutiques sont pourtant si précieuses.

TROISIÈME PARTIE

HISTOIRE NATURELLE ET PHYSIOLOGIQUE
DE L'ERGOT.

———

Nous venons de passer en revue l'histoire des calamités que ce seigle peut, par son introduction dans l'alimentation, répandre sur les populations. Nous avons vu les causes particulières qui favorisent leurs attaques, les symptômes qu'ils occasionnent, les traitements qu'ils réclament. Mais il est impossible de nous arrêter là; le sujet est loin d'être épuisé.

Il nous faut, maintenant connaître l'ergot avec toutes ses propriétés. Mais l'ergot étant lui-même un être malade, il convient auparavant d'étudier ce même être à l'état sain; c'est-à-dire, le seigle tel qu'il sert aux usages ordinaires de la vie des peuples.

Je n'en dirai pourtant que peu de mots, juste assez pour avoir une idée succincte de cette intéressante graminée, et je rentrerai d'emblée dans mon sujet.

Quelques mots sur le seigle normal. — Le seigle est une céréale, de la famille des graminées, dont la culture est des plus importantes, surtout dans le nord de l'Europe, Prusse, Allemagne, Suède et Russie, où elle sert à la nourriture des hommes et des bestiaux.

Pour certains auteurs, le seigle est originaire de l'île de Crète; pour d'autres, il le serait des plateaux de l'Asie. Quoique apparemment connu par les peuples de la plus haute antiquité, Pline le jeune est le premier, je crois, qui en ait réellement fait mention.

Il parle, en effet, du « secale » comme étant une *céréale d'un vil prix*, qui n'était cultivée en Asie que par les montagnards du Taurus; dont la farine était tout au plus bonne à satisfaire la faim, et qui, même mélangée à celle du froment, n'en était pas moins un aliment des plus lourds et d'une digestion difficile.

Dans un autre passage de ses œuvres, le naturaliste latin lui assigne pour lieu de culture, le pays gaulois, voisin des Alpes ; et il nous apprend que l'on mêlait la farine à l'épeautre, qui est le « triticum spelta, » espèce de froment qu'on appelle aussi « blé rouge, » pour en corriger l'âcreté.

Vers le milieu du vIIIᵉ siècle, sous Louis le Débonnaire, sans doute, le seigle fut, dans les Capitulaires, rangé entre le froment et l'orge. Sa grandeur fut de courte durée. Il retomba bientôt dans le mépris que les anciens lui avaient témoigné, et, jusqu'à la fin du xvıᵉ siècle, on le relégua bien après l'orge.

Ce fut alors qu'Olivier de Serres, que l'on peut considérer comme le père de l'agriculture en France, et qui, protégé par Henri IV, naturalisa, chez nous, l'industrie de la soie, rendit, en 1604, dans son livre du *Théâtre d'agriculture et ménage des champs*, à la céréale dont nous parlons, la place qu'elle mérite et qu'elle doit réellement occuper.

Il est vrai que sa culture a, depuis quelque temps, perdu à nouveau de son importance, et tend chaque jour à en perdre. Cela tient surtout aux progrès, toujours croissants, de l'agriculture qui, de terrains autrefois propres à peine au seigle, a fait des terres où le blé pousse à merveille. Aussi, la culture de la première de ces céréales est-elle, peu à peu, tombée en désuétude pour faire place à la seconde, dont la valeur normale est de 60 à 40 0/0 au-dessus de celle du seigle. En France, par exemple, sa production qui, autrefois était la moitié de celle du froment, n'en est plus que le tiers et tend continuellement à décroître, de telle sorte que la production moyenne des céréales étant, par an, dans notre pays, de 240 millions d'hectolitres, et celle du froment de 90 millions, la production du seigle est de 25 millions d'hectolitres, dont 5,000 sont annuellement consacrés aux semailles.

Aux États-Unis d'Amérique, la production moyenne en est de 5 millions d'hectolitres, sur lesquels 3,600,000 sont exportés en Angleterre.

La Russie du Nord en exporte, par an, une moyenne de 650,000 hect. par la Baltique et 300,000 par la mer Blanche.

Par ces quelques chiffres, on voit qu'en réalité le seigle n'a plus cette importance de culture qui lui attribuait les honneurs des Capitulaires. On voit, d'autre part, qu'il est loin de disparaître de la classe des céréales cultivées, dont il aura bien de la peine à disparaître d'une manière absolue, à cause des services qu'il nous rend et que, dans un instant, nous passerons en revue. Décrivons-le d'abord.

Les racines du seigle sont fines et peu pivotantes. Ses feuilles sont courtes, étroites, d'un vert pâle et, dans les étés doux, deviennent tellement épaisses que l'on est obligé de les *affaner*, c'est-à-dire, d'en couper le sommet afin d'empêcher la graine de verser.

Son chaume atteint une hauteur moyenne de 1 m. 50 à 2 mètres. Les épis, aplatis, sont longs de 14 à 15 centimètres et composés par deux rangs opposés de fleurs, réunies ensemble dans la même balle. Ils se courbent en mûrissant. Son fruit est le caryopse.

Les terres qui conviennent au seigle sont les terres maigres et poudreuses. Il ne craint pas les gelées des hivers les plus froids, arrive vite à maturité et fournit, somme toute, une assez bonne farine.

Cette farine, douce, onctueuse au toucher, et d'un beau blanc, est douée d'une odeur qui rappelle un peu celle de la violette.

Elle fournit un pain plus rafraîchissant, mais aussi moins nutritif que celui de froment, auquel, dans certaines de nos provinces, on l'associe pour former un mélange désigné sous le nom de méteil et qui contient deux tiers de froment et un tiers de seigle. L'administration de la guerre en interdit tout mélange dans les farines qui servent à l'alimentation des troupes. D'autre part, on en fait des galettes qui se peuvent conserver une année, et, associée au miel et à l'orge, elle constitue le pain d'épice.

Cette farine ayant la propriété de s'aigrir très-vite, on l'emploie très-volontiers comme levain pour les eaux-de-vie de grain.

Dans le nord de l'Europe, le seigle est fort employé dans la distillation et surtout dans la fabrication du genièvre.

Avec ses grains brûlés comme ceux du café, on obtient une liqueur analogue à celle fournie par cette substance, à laquelle les sophisticateurs l'allient parfois d'une manière frauduleuse. Séchés à l'étuve, ils donnent une nourriture comparable à celle fournie par les pois secs.

Quelquefois, quand les fourrages et surtout les avoines sont à des prix élevés, on le donne en aliments au bétail; mais il faut, dans ce cas, prendre quelques précautions, qui consistent soit à le faire cuire, soit à le faire tremper pendant vingt-quatre heures avant de le donner aux animaux.

Semé de bonne heure, on peut le faucher pour le fourrage, avant que sa tige monte; et celle-ci repousse ensuite sans que la récolte en souffre. Si on le destine exclusivement à la nourriture des bestiaux, on peut le couper une fois dans le courant d'avril, sans qu'il en résulte de préjudice pour les récoltes, soit de pommes de terre, soit de chanvre, de haricots, etc., que l'on veuille confier au terrain où on le sème.

Je ne parlerai pas ici des nombreux et différents usages auxquels servent ses tiges et ses balles séchées. Cela m'entraînerait trop loin, et, du reste, j'espère, par ce qui précède, avoir suffisamment démontré que le seigle n'est pas une céréale aussi vile que le prétendait Pline.

Pourtant le seigle, ordinairement épargné par la carie et la rouille, maladies si fréquentes des graminées, et que, au dire de Grummer, Numa Pompilius, second roi de Rome, espérait conjurer par les fêtes du Rubigalia qu'il avait instituées à cet effet, le seigle, dis-je, est souvent visité par une affection particulière qui le rend impropre à l'alimentation et lui donne des propriétés toxiques des plus prononcées, que la thérapeutique a sagement mises à profit. Je veux parler du développement sur ses épis, de ce qu'on appelle l'ergot, anomalie du grain, sur laquelle je reviendrai plus loin, qui, au moyen âge comme dans les temps modernes, a causé tant de ravages parmi les populations, et qui, entre les mains d'hommes intelligents, est devenue une substance pharmaceutique fertile en heureux résultats.

2° *Histoire naturelle de l'ergot.* — Comme je le disais plus haut, il n'est pas rare de voir se développer sur les épis du seigle des corps d'un aspect et d'une nature complétement distincts des autres grains constituant l'épi.

Le plus souvent unique, par exception multiple sur un même sujet, cet intrus, dont la forme rappelle celle d'un ergot de coq, constitue, par sa présence, une maladie de la graminée sur laquelle il se développe, et porte ordinairement le nom d'ergot de seigle. Toutefois, ce nom est loin d'être le seul qui lui ait été donné par les auteurs.

Suivant les époques et le pays où on l'observa, suivant l'effet prédominant qui suivit son emploi alimentaire, suivant la cause à laquelle on rattachait son origine, suivant aussi sa forme et son aspect, sa dénomination varie, je dirais presque à l'infini. Il me serait donc impossible d'en établir la synonymie complète et je me bornerai à rappeler les noms sous lesquels les auteurs en font le plus volontiers mention.

C'est ainsi que, dans les différents ouvrages qui ont été composés à

son sujet, nous lui trouvons les dénominations de : ergot, seigle à épe-
ron, seigle cornu, clou de seigle, faux seigle, seigle noir, mère de seigle,
seigle utérin, secale luxurians, bled farouche, bled hâve, bled cornu,
chambucle, calcar, ébrun, mane, seigle ergot, ergot de seigle.

Les Allemands l'appellent : Mutterkorn, Afterkorn, Schwarzkorn,
Aetzroggen. Les Anglais : spur, spurred horndrye. Les Italiens :
grano allogliato, secala allogliata. Pour les Polonais c'est le paniec, et
pour les Russes le spornik. Peut-être est-il ce qu'autrefois les empiriques
et les matrones nommaient pulvis parturiens ou pulvis ad partum.

De toutes ces dénominations si diverses, et que je n'ai citées que pour
être complet, celle qu'à l'exemple des auteurs modernes j'emploierai
dans le courant de ce livre, sera celle de seigle ergoté, et plus simplement encore d'ergot.

Aujourd'hui, ce n'est plus un doute, l'ergot est un être parasite qui
usurpe sur l'épi la place du bon grain. Sur ce point, tout le monde est
d'accord. Mais un point où les dissidences commencent, c'est en ce qui
concerne son origine et sa nature.

Diverses opinions, présentées et soutenues chacune par des hommes
éminents, ont été émises à ce sujet. Enumérons les plus intéressantes
d'entre elles, après quoi nous reviendrons sur celles qui nous paraîtront
les plus judicieuses, et auxquelles l'autorité du nom de leur auteur nous
doit inspirer le plus de confiance :

1° Pour Bosc, Rozier, Valmont de Bomare, l'ergot tirerait son origine d'une surabondance ou d'une mauvaise qualité de sucs nourriciers.

2° Schneider et Taübe disent qu'il est dû à une substance mielleuse,
— Miellat — qui, avec la rosée, pénètre dans le grain.

3° Bondary l'attribue à la nature de l'engrais; d'autres en voient le
point de départ dans les gelées blanches.

4° Vauquelin et Virey se sont demandé si cet état du seigle n'est
pas un résultat de putridité.

5° Parmentier croit que l'ergot provient d'abord d'un état d'altération ou de faiblesse de l'écorce du grain.

5° Bequillet, Bernard de Jussieu, Geoffroy le comparent à une
sorte de môle, voire même à certains tissus morbides se développant
sur l'espèce humaine, tels que squirrhes, lipomes, etc., et résultant
d'un défaut de fécondation. Gadd le compare au goître.

7° Certains auteurs, s'appuyant sur les expériences de Buffon et de Needham, ont cru qu'il était formé par les Anguilles générantes, de Fontana. Rafin pensait à peu près comme eux, et y voyait l'œuvre d'animalcules dont l'existence fut réfutée par Ruffendi et Rainville.

8° Duhamel, Ray, Tillet, Read, Diez, Parola et plusieurs autres naturalistes prétendent qu'il est, comme la noix de galle, le résultat de la piqûre de certains insectes dont le but est de se nourrir ou de déposer leurs œufs. Cette piqûre serait, dès lors, une sorte d'inoculation d'une humeur fournie par l'insecte et capable de désorganiser le grain.

9° Paulet, de Candolle, Todde, et, avec eux, Léveillé, ont avancé que l'ergot pourrait bien être un végétal nouveau, venu à la place du vrai grain. Ce serait une espèce de parasite, un champignon du genre scleroticum qui, se développant sur l'ovaire, en tue le germe et en prend la place.

Cette dernière opinion, présentée en 1841 pour la première fois, dans un mémoire lu à l'Académie de médecine par Baudelocque sur l'emploi obstétrical de l'ergot de seigle, était due à un jeune naturaliste de talent, à M. Léveillé. C'est elle qui, depuis cette époque, semble avoir réuni toutes les sympathies. Cependant, l'opinion de Tillet et de Duhamel, tendant à assimiler l'ergot à la noix de galle, mérite bien d'attirer un peu notre attention. Disons-en donc quelques mots, après quoi nous entrerons dans quelques détails sur la théorie de Léveillé, laquelle, à mon sens, doit être la meilleure.

Tillet, en examinant une grande quantité de seigle ergoté, s'aperçut que plusieurs grains contenaient un ver à peine perceptible à l'œil nu, qu'il crut y avoir pris naissance et qui s'y nourrissait. Il renferma dans un gobelet de cristal couvert de parchemin, une vingtaine de ces ergots. Les vers qu'il y avait reconnus y vécurent, y grandirent et les consommèrent presque tous. Quatre d'entre eux se changèrent en papillons assez jolis. Tillet crut en avoir vu de pareils sur la surface de l'eau que contenait un cuvier exposé au soleil, et qui était destinée aux arrosements d'un jardin. En conséquence, il établit que des papillons de la même espèce avaient attaché à des grains de seigle leurs œufs, d'où étaient sorties les petites chenilles qu'il avait élevées; que les grains changés en ergots par un dérangement quelconque dans leur organisation, avaient servi de nourriture à ces chenilles, lesquelles s'étaient métamorphosées en papillons, et, à leur tour, étaient devenues cause de nouveaux ergots.

L'auteur ajoute cependant avoir trouvé un certain nombre d'ergots dans lesquels ne se voyait aucun vestige d'insectes, mais il alléguait pour la défense de son hypothèse, que probablement les chenilles sorties des œufs introduits dans les grains avaient péri par divers accidents après la formation de l'ergot.

Read, médecin de l'hôpital militaire de Metz, partagea cette opinion de Tillet, et le général américain Martin Field, voulant en vérifier la valeur, piqua avec une aiguille très-fine plusieurs grains qu'il réussit à transformer en ergots.

M. Gripekoven, de son côté, est convaincu que l'ergot est le produit morbide d'un grain de seigle piqué, à l'état d'embryon, par un insecte, la *tinea granella*, qui s'y attacherait ou même ne ferait qu'y déposer ses œufs.

M. Diez, à Tubinge, ayant entendu parler des expériences du général Martin Field, résolut de les répéter. Il nous laissa la relation de ses essais. Empruntons-lui son récit, le lecteur y gagnera sans doute :

« Je renouvelai, dit-il, les expériences faites par M. Field pour produire des ergots à l'aide de piqûres pratiquées sur des grains sains de seigle plantés par mes propres mains. La plupart des épis avaient cessé de fleurir, après quelques-uns on voyait encore flotter les étamines fanées. Je choisis huit épis que je divisai en deux séries. Les quatre premiers épis furent fortement arrosés pendant six jours, les quatre autres ne reçurent que l'eau qui tombait du ciel. Le 2 juillet, je piquai à chaque épis de la première série deux grains, et le même jour je piquai quatre grains à chaque épi de la seconde série. J'employai pour cette opération une aiguille d'une extrême finesse. Le premier jour, je ne pus distinguer aucun changement, mais le lendemain je pus apercevoir, en écartant les balles avec précaution, l'épanchement de la matière sucrée sur les huit épis; sur trois des épis non arrosés, je ne vis cet épanchement que sur un seul des grains piqués. Sur les cinq autres épis, je trouvai cet épanchement sur deux grains de chacun d'eux. Le 5 juillet, le fluide sucré commençait à déborder et attirait les mouches. Le 10, le volume des grains avait fortement augmenté. Presque tous dépassaient les balles ; leur couleur était d'un violet clair ; ils étaient encore très-mous, et le 18 juillet les ergots étaient complétement formés. »

En 1842, le Dr Debourge, de Rollot (Somme), partageant sur la formation de l'ergot à peu près les idées de Diez, s'exprimait comme il suit dans un mémoire adressé par lui à la Société médicale d'Indre-et-Loire :

« Les grains, écrivait-il, qui doivent se convertir en ergots, se ramol-
lissent, deviennent d'une extrême friabilité, subissent une sorte de fermentation et exhalent une odeur nauséabonde fort désagréable, surtout
quand on les écrase entre les doigts. La surface extérieure de ces grains
est sillonnée en différents sens par de nombreuses et fines crevasses, à
travers lesquelles exsude une liqueur visqueuse, blanchâtre, sucrée, de
consistance sirupeuse, qui s'amasse plus ou moins abondamment à leur
partie supérieure, s'épanche au dehors, agglutine alors toutes les parties
de la fleur, et assez souvent aussi quelques-unes des fleurs environ-
nantes. »

C'est à tort, selon moi, que l'on cite les expériences de Martin Field,
de Diez et de Debourge pour confirmer l'opinion de Duhamel, de Tillet,
de Read, de Gripekoven, lesquels assignent une origine animale à l'ergot. Ces auteurs, en effet, disent, on se le rappelle, qu'un insecte pique
le grain soit pour s'en nourrir, soit pour y déposer ses œufs. Il est aisé
de comprendre qu'il se produit là un fait d'inoculation animale, telle
que la noix de galle nous fournit un exemple. Mais les expérimentateurs
qui se contentent de piquer le grain avec une aiguille me semblent bien
plutôt avoir ainsi travaillé à confirmer l'hypothèse de Bosc, de Razier,
de Valmont qui prétendent que l'ergot est causé par une surabondance
ou une mauvaise qualité de sucs nourriciers. Ces sucs, en effet, auraient
pu être, par le fait de la piqûre, hypersécrétés par le grain qui, sous cette
influence, aurait subi une transformation particulière dont le résulta
serait son ergotisation.

Cette dégénérescence serait-elle aussi produite, comme le prétendent
Vauquelin et Virey, par une certaine fermentation, une certaine putridité du grain?... Cela se pourrait encore, attendu que la matière hy-
persécrétée par suite de la piqûre pourrait avoir fermenté et la conséquence en aurait été la transformation du bon grain en ergot.

Les expérimentateurs n'ont donc pas tenu compte des circonstances
dont ils étaient entourés pour agir, de sorte qu'en voulant confirmer
une opinion, celle de l'origine animale de l'ergot, ils ont contribué à
consolider deux opinions auxquelles on ne songeait guère, et qui ne me
semblent pas avoir d'importance, car la seule, à mon sens, qui soit ad-
missible, celle qui de nos jours prime toutes les autres est celle de
Paulet, de de Candolle, de Todde et de Léveillé qui assignent à l'ergot
une origine purement végétale. C'est cette manière de voir, séduisante

hypothèse par laquelle de Candolle, en 1842, considérait l'ergot du seigle comme un champignon du genre des *scleroticum*, lequel, en s'implantant sur l'ovaire, le ferait dépérir et se développerait à sa place pour former le *sclerotum clavus*, que nous allons maintenant étudier.

Mais la meilleure manière de donner une idée exacte de ce parasite est de laisser ici la parole à Baudelocque qui, dans son mémoire lu en 1842 à l'Académie de médecine sur le seigle ergoté, s'exprime en ces termes :

« Ce jeune médecin, dit-il, M. Léveillé, ayant observé attentivement le seigle ergoté à différentes époques de son développement, découvrit que cette production se composait de deux parties tout à fait différentes : l'une qui n'est autre chose que l'ovaire non fécondé, et qui est l'ergot que tout le monde connaît; l'autre à peine visible, à peine observée, parce qu'on ne l'aperçoit qu'à une certaine époque du développement de l'ergot, susceptible de se détacher avec la plus grande facilité, ou bien de tomber en deliquium sous l'apparence d'un suc visqueux qui s'écoule.

« Cette dernière partie est un véritable champignon, auquel M. Léveillé donne le nom de *sphacelaria segetum* à cause de la propriété qu'il lui prête de déterminer la gangrène, lorsqu'il est pris à l'intérieur pendant quelque temps... Celui-ci se montre à l'extrémité libre de l'ergot, sous forme d'un corps jaunâtre, conique, de volume variable, ayant quelquefois plusieurs lignes de longueur, inégal, parsemé d'ondulations irrégulières et très-petites. Sa base, divisée en quatre ou cinq parties, embrasse de toutes parts l'extrémité externe de l'ovaire ergotisé. Son sommet est arrondi ou tuberculeux, et présente quelquefois des poils qui sont étrangers à sa composition.

« La sphacélaire, une fois développée, laisse écouler un liquide de consistance oléagineuse qui se dessèche sur l'ergot, y forme une croûte mince d'un jaune sale, laquelle se fendille et se détache par la suite sous forme d'écailles. Petit à petit, la sphacélaire diminue de volume, se dessèche, se ride et se sépare avec la plus grande facilité de l'ovaire ergoté. La sphacélaire ne prend pas toujours un développement aussi régulier...

« Lorsque le temps est pluvieux, à l'époque où le champignon a pris tout son développement, ce champignon est lavé; le suc qui s'en écoule est mêlé, entraîné avec l'eau; il ne reste sur l'ergot aucune trace de son existence. Souvent la sphacélaire elle-même est entraînée ; d'autres fois elle est réduite à un très-petit volume.

En général, l'ergot (*claviceps purpurea sclerotium clavus*) est une plante parasite, de la famille des champignons. Ce serait même, pour Léveillé, un véritable champignon arrêté dans son développement. En effet, planté dans une terre humide, on le voit continuer son évolution et se transformer en une plante voisine de l'agaric. Du reste, l'analyse chimique y démontre les principes ordinaires des champignons.

Lorsque les circonstances particulières favorisent son développement, on voit les étamines et les pistils se coller ensemble au moyen d'une substance mielleuse qui empêche la fécondation et qui n'est autre que le *sphacelaria segetum* de Léveillé, peut-être aussi le *miellat*, que Schneider et Taübe, ayant négligé de remonter jusqu'aux causes premières de la maladie, en avaient pris pour point de départ alors qu'elle n'en est qu'une manifestation.

L'ergot paraît alors sur le sommet de l'ovaire dont il soulève l'épiderme qui s'en détache ; il est mou, visqueux, d'un blanc jaunâtre, puis se développe, entraînant à sa partie supérieure la sphacèle qui constitue un petit paquet de matière cérébriforme molle, blanchâtre, qui coule même sur le champignon et qui finit par disparaître en séchant.

Si alors on confiait ce grain ainsi modifié à la terre humide, il donnerait, au bout d'un certain temps, naissance à de petites sphères, constituant de petits champignons garnis d'une tête et d'un support que Tulasne désignait sous le nom de « claviceps purpurea. »

Il y a donc dans l'ergot trois états que l'on peut représenter comme il suit : « la sphacèle, l'ergot, le claviceps. »

C'est l'individu parvenu à la deuxième phase de son développement, c'est-à-dire l'ergot proprement dit, que l'on emploie en thérapeutique ; c'est lui aussi qui, dans les années de misère, joue le rôle désastreux dont je me suis efforcé d'esquisser le tableau ; c'est lui qui servira de type à la description qui va suivre.

L'ergot du seigle est généralement d'une forme allongée, un peu recourbée en arc, cylindrique, renflé à sa partie moyenne, et dans toute sa longueur sillonné par des stries qui le pénètrent plus ou moins profondément et permettent parfois de voir leur fond, formé par la matière véritable de l'ergot, laquelle est grise ou d'un blanc sale.

On a remarqué sur certains ergots de petites cavités, résultats de la piqûre d'insectes tout particuliers que Mitchell croit y devoir déposer leurs fèces, et qui, plus tard, se transforment en petits coléoptères.

La longueur de l'ergot varie de 1 à 5 centimètres; sa grosseur de 1 à 6 millimètres.

Sa forme est presque toujours triangulaire et ses bords mousses; il en est de même des crêtes que sa surface présente.

Sa couleur est d'un brun violet ou grisâtre. M. Guibourt dit avoir observé à l'extrémité supérieure de l'ergot un petit paquet blanchâtre d'une matière molle et cérébriforme dont la substance coule en partie sur lui et diminue beaucoup par la dessiccation, de sorte que dans le commerce elle manque presque entièrement. L'ergot médicinal se compose donc à peu près exclusivement d'un corps allongé, brun violet décrit plus haut.

Paulet dit qu'on voit souvent à la surface de ce grain une poudre noire ou noirâtre, que Villeneuve attribue au frottement réciproque des ergots les uns contre les autres, ou contre des corps étrangers.

Si, le plus souvent, l'ergot se rencontre seul sur un épi, il s'y voit aussi, par exception, au nombre de deux et même de quatre. Lorsqu'il est gros et long, il est presque toujours unique, et les autres grains de l'épi sont, eux aussi, fort volumineux. La plante elle-même est, dans ce cas, bien fournie et vigoureuse. S'en trouve-t-il un plus grand nombre, ils sont plus petits de même que les grains normaux. La plante est aussi misérable, grêle, flétrie.

L'ergot est solide, résistant. Si on essaye de le ployer, il brise net en faisant entendre un petit bruit, comme lorsqu'on rompt une amande sèche. La cassure est nette, et tranversale, son centre, formé d'une substance d'un blanc terne, d'une consistance ferme, est entouré d'une zone violacée, qui y adhère fortement et ne s'en sépare même pas par l'ébullition. Vue au microscope, cette cassure présente au centre des grains blancs et brillants, comme de l'amidon.

M. Fée, de Strasbourg, désigne la partie corticale brune, dont je viens de parler sous le nom de *sphacelia* qui, véritable fourreau de l'ergot, serait composée de sporidies innombrables, mêlées à du tissu cellulaire allongé, peu abondant. La pluie répand ces sporidies sur les balles et les glumes des fleurs voisines. Quant à la partie interne de la plante, M. Fée lui donne le nom de *nosocarya*. Elle est féculente, mais il faut pour cela qu'une sorte de diastase mette en liberté la fécule qui s'y trouve englobée. M. Bonjean a soutenu que la masse des grains ergotisés ne contient pas d'amidon, et, cependant, Grandclément, dans sa thèse inaugurale, avance que l'iode lui donne une couleur bleuâtre.

Frais, l'ergot a une odeur vireuse très-désagréable, nauséabonde, rappelant celle de certains champignons vénéneux. Sec et en grains soigneusement conservés, son odeur est presque nulle. La même chose a lieu pour la poudre.

A l'état de grain, et sec, il n'a tout d'abord aucune saveur, laquelle survient par la mastication. Elle est alors âcre, styptique, et rappelle, suivant Millet, la sensation qu'on éprouverait en se mettant dans la bouche un morceau de cuivre. Cette sensation est bien plus énergique avec la poudre introduite dans les narines, elle y produit un picotement comparable à celui qu'occasionnerait l'aspiration d'une prise de tabac. On éprouve alors une petite tendance à éternuer, puis survient une abondante sécrétion de mucus nasal.

Il brûle aisément avec une flamme bleuâtre, et dégage alors une odeur analogue à celle que répandrait une noix que l'on approcherait d'une bougie allumée.

Avec le temps, l'ergot subit certaines modifications au sujet desquelles M. Villeneuve, dans son mémoire sur le seigle ergoté, 1827; s'exprime en ces termes. « Une certaine quantité d'ergots en grains enfermés depuis plusieurs années dans un bocal, avaient contracté une odeur repoussante de poisson pourri. Cet ergot était d'une couleur noirâtre, presque tous les grains étaient atteints d'une sorte de vermoulure, qui les réduisait presque tous à leur portion corticale; ce qui les rendait excessivement cassants à la moindre pression entre les doigts. On n'y apercevait, du reste, aucune trace d'insecte. »

Telle n'était pas l'opinion du professeur Fée, qui s'exprime à peu près ainsi qu'il suit, dans son mémoire sur l'ergot de seigle, 1843 ».

« Avec le temps, dit-il, un acarus semblable à l'acarus du fromage, y apparaît et le dévore sensiblement après s'y être creusé des galeries vers le centre. »

A cet état, le seigle ergoté ne serait cependant pas dépourvu de ses propriétés toxiques et médicamenteuses. Pourtant Grandclément a observé que l'ergot recueilli dans l'épi avant la récolte, est très-énergique tandis que l'action de celui recueilli dans l'aire, est presque nulle. A l'air, ajoute le même auteur, il se dessèche vite et perd en partie ses propriétés, qui, au contraire persistent lorsqu'il est convenablement placé à l'abri de la lumière.

Quoi qu'il en soit, les auteurs sont convaincus que l'ergot en nature ou en poudre perd à la longue ses vertus. Aussi, s'est-on jusqu'à présent efforcé, par une préparation convenable, de le mettre à l'abri de cette altération qui tendrait à le rendre inerte.

M. Wislin, suivant la méthode d'Appert, dit, dans le *Journal de chimie médicale*, de 1838, qu'il opérait comme il suit : « l'ergot bien desséché, il en emplit des fioles de 30 à 60 grammes ; il les bouche, les ficelle, puis les place dans l'eau qu'il porte à l'ébullition et qu'il entretient bouillante pendant quelques minutes. L'ergot ainsi préparé se conserverait, selon lui, pendant plusieurs années sans être altéré, et n'acquiert pas l'odeur rance qu'on remarque dans l'ergot qui est resté longtemps exposé à l'air.

« Au moment seulement, de se servir de ce produit, dit M. Martin, dans le *Journal de chimie médicale*, de 1841, il faut plonger l'ergot bien sec dans une dissolution de gomme arabique concentrée ; on répète cette opération deux ou trois fois, et lorsque la dernière couche de gomme arabique appliquée est bien sèche, on conserve l'ergot dans des flacons bien secs et bien bouchés. »

M. Victor Legrip avance, dans le *Journal de chimie médicale*, de 1844, avoir, pendant quelques années, conservé intacte une certaine quantité d'ergot.

Il pense qu'on le conserverait indéfiniment par les soins suivants :

1° Préparer la poudre avec l'ergot récent et bien séché ;

2° Exposer cette poudre à une température de 40 à 50 degrés pour la sécher complétement et vite ;

3° La tasser et l'enfermer hermétiquement dans des vases de verre, de la contenance d'un hectogramme au plus ;

4° La soustraire à l'action de la lumière, soit en l'enfermant dans un lieu obscur, ou en recouvrant le vase de papier noir.

M. Viel, pharmacien à Tours, dans « le recueil de la Société pharmaceutique d'Indre-et-Loire » et M. Van-Ryn, chirurgien-accoucheur à Wladsloo, dans les « Annales de la Société médicale d'émulation, 1850, » ont préconisé la manière suivante pour conserver l'ergot.

M. Van-Ryn fait sécher l'ergot à la vapeur de l'étuve, le pulvérise immédiatement, le mêle avec égale quantité de sucre blanc en poudre et le conserve ainsi dans des bouteilles parfaitement bouchées. L'expérimentateur a prouvé qu'au bout de quatre ans, le seigle ainsi conservé n'a rien perdu de ses propriétés thérapeutiques.

« M. Bouis, dit Bouchardat, dans son Annuaire de thérapeutique, de 1847, conserve depuis trois ans, dans un bocal à large ouverture, un échantillon de 125 grammes d'ergot de seigle, récolté dans le pays, et qui est aussi beau que lorsqu'il l'a reçu. Il a eu seulement le soin de mettre 15 grammes de mercure au fond du bocal. »

« J'ai conservé moi-même, dit M. Millet, dans son mémoire sur le seigle ergoté, 1854, 100 grammes d'ergot de seigle en poudre dans un flacon à large tubulure, de la contenance de 125 grammes, et depuis plus de *six ans* je me sers de cette poudre toutes les fois que je suis appelé à la campagne pour terminer un accouchement, et que, vu la distance, je ne puis envoyer chercher de la poudre d'ergot chez un pharmacien. Il y a quelques jours encore, j'ai eu besoin, à l'extrémité de la commune de Sainte-Radegonde, de poudre d'ergot, pour faire cesser une inertie utérine, datant déjà de plusieurs heures : je n'ai pas craint d'administrer à la jeune malade, un gramme de ma vieille poudre, et trois quarts d'heure après l'ingestion de cette substance, un enfant du sexe masculin était expulsé parfaitement bien portant.

« Les contractions utérines s'étaient manifestées d'une manière très-énergique, seize minutes après l'administration des médicaments.

« Depuis six ans, j'ai toujours observé les mêmes effets, toutes les fois que j'ai fait prendre aux femmes en travail, ce médicament vraiment héroïque. »

On voit par ce qui précède, que M. Millet, est loin de partager l'opinion en vertu de laquelle les pharmaciens font ou disent faire, chaque année, nouvelle récolte d'ergot. Un autre exemple emprunté au même ouvrage, confirme cette idée, aussi, la partageant moi-même, ne puis-je m'empêcher de citer le fait suivant, vraiment curieux.

M. le docteur Hulin-Driget, de Tours, assistant, il y a quelques années, une dame chez laquelle le travail de la parturition marchait avec une extrême lenteur, envoya chercher chez le pharmacien le plus proche 2 grammes de poudre d'ergot en deux paquets ; et comme il se disposait à administrer un de ces paquets, la dame fit de tels efforts, que les douleurs se réveillèrent ; elle devinrent en peu de temps tellemen vives, qu'elles rendirent inutile l'ingestion de ce médicament.

L'ergot renfermé dans du papier blanc, resta pendant plusieurs jours sur la cheminée de l'accouchée ; puis, lorsque cette dame put se lever, elle prit ces paquets de poudre d'ergot et les enferma soigneusement dans son armoire. A deux ans de là, cette même dame, devenue enceinte pour la seconde fois, éprouva pendant le travail de l'accouchement, une inertie complète de la matrice qui eut besoin d'être combattue par la poudre d'ergot. Comme M. Hulin formulait une ordonnance, cette dame s'enquit de ce qu'on allait lui faire prendre, et sur la réponse de l'accoucheur, se rappelant qu'elle avait mis de côté la poudre d'ergot qu'on avait envoyé chercher inutilement à son premier accouchement, elle fit remettre les deux paquets intacts à son médecin, qui ne crut devoir refuser de s'en servir. La malade ingéra un des paquets dans un peu d'eau sucrée, et douze minutes après, les douleurs se ranimèrent, et un enfant bien vivant et bien portant fut très-promptement expulsé.

Le papier qui contenait cette poudre d'ergot, pulvérisé depuis au moins deux ans, était complétement maculé par l'huile que l'ergot contient en notable quantité.

J'ai, moi-même, entre les mains quatre paquets de poudre d'ergot que je conservais depuis plus de deux ans, pour en essayer les vertus, en temps utile. Les événements m'ont empêché le loisir de me livrer aux expériences projetées, mais je crois bien que ma poudre doit jouir encore de ces propriétés médicamenteuses, attendu que ses propriétés physiques, aspect, odeur et saveur sont restées les mêmes que lorsque je la mis en réserve. Le seul fait à relever c'est la coloration brunâtre du papier qui la contient, coloration causée, du reste, comme dans le cas du Dr Hulin, par l'huile de l'ergot.

Quant à moi, je partage peu l'opinion des anciens qui mettaient tant de soin à conserver l'ergot de seigle, mais ce fait est à débattre ; le sujet est, du reste, de peu d'importance ; je crois, par ce qui précède, en avoir dit assez pour éclairer ceux qui voudraient reprendre ou parfaire cette étude, et je passe à la suite de mon travail.

Analyse chimique de l'ergot. — Bien des auteurs, depuis le début du siècle, curieux de connaître la constitution chimique de ce produit, si terrible dans ses manifestations nosologiques, si précieux dans ses effets médicinaux, l'avaient soumis à l'analyse. Mais avant d'en aborder l'étude méthodique, plusieurs en avaient attribué la « malignité » à un soufre anodin, à un autre volatil, à un sel volatil corrosif (Wilisch) ; à des vapeurs mercurielles (Habertorn) ; à une fausse humidité, etc.....

D'autres prétendent y avoir trouvé l'existence d'une certaine quantité de morphine (Pettehnoffer cité par Ficinus).

Tout cela était vague, indéterminé, lorsque, en 1817, Vauquelin en donna l'analyse suivante, consignée dans le troisième volume des *Mémoires du Muséum d'Histoire naturelle* :

1. Une matière colorante jaune fauve, soluble dans l'alcool, d'une saveur d'huile de poisson.

2. Une matière grasse abondante, d'une saveur douce.

3. Une matière colorante violette, soluble dans l'eau et l'alcool, applicable sur la soie et la laine alunées, ayant beaucoup d'analogie avec celle de l'orseille.

4. Un acide libre qu'il a cru être de l'acide phosphorique.

5. Une matière azotée abondante, très-putrescible, fournissant une huile épaisse et de l'ammoniaque à la distillation.

6. De l'ammoniaque libre, ou du moins qu'on peut obtenir à la température de l'eau bouillante. Il n'y a trouvé ni amidon, ni gluten.

En 1832, Wiggers fît une analyse nouvelle de l'ergot, bien plus complète que celle de Vauquelin, et que nous allons donner :

Huile grasse, blanche, particulière.	35,0006
Matière grasse, blanche, cristallisable, très-molle.	1,0456
Cérine.	0,7570
Matière fongueuse.	46,1862
Ergotine.	1,2465
Osmazôme végétale.	7,7646
Sucre de seigle ergoté.	1,5530
Matière gommeuse extractive, combinée avec un principe colorant, azote rouge de sang.	2,3250
Albumine végétale.	1,0460
Phosphate acide de chaux, combiné avec des traces de fer.	4,4221
Acide siliaque.	0,1394

Plus tard, 1844, M. Victor Legrip, pharmacien à Chambord, donna dans le journal de *Chimie médicale*, une analyse plus complète encore du seigle ergoté, et qui, pour 100 grammes de cette substance parfaitement sèche, donna les chiffres suivants :

Huile grasse, épaisse, très-fluide, d'un beau jaune.	34,50
Amidine.	2,75
Albumine.	1,00
Inutile.	2,25

Gomme.	2,50
Sucre incristallisable.	1,25
Résine très-brune.	2,75
Fungine.	3,50
Matière végéto-animale.	13,50
Osmazome.	0,75
Acide gras.	0,50
Fibre ligneuse.	24,50
Principes colorants : rouge brun, violacé par un alcali et fauve rosé par un acide, insoluble dans l'alcool.	0,50
D'un beau jaune dans l'ammoniaque, incolore dans les acides, insoluble dans l'alcool.	0,50
Principes odorants non isolés :	
Fungate de potasse.	2,25
Chlorure de sodium.	1,50
Sulfate de chaux et de magnésie.	1,50
Sous-phosphate de chaux.	0,25
Oxyde ferreux.	0,25
Cuivre.	Traces sensibles.
Silice.	0,15
Eau.	2,58
Perte.	1,35

M. Bonjean (de Chambéry) reprenant, plus tard, la même analyse, trouva, sur 100 parties d'ergot, les principes suivants :

Huile fixe.	37,50
Ergotine.	13,25
Résine brune.	2,35
Poudre rougeâtre, inerte, insoluble dans l'alcool et l'éther bouillants.	0,63
Gomme.	1,62
Gluten.	0,12
Glutine ou albumine végétale.	1,80
Fungine.	5,25
Matière colorante violette.	0,40
Chlorure de sodium.	1,12
Phosphate de potasse, de magnésie.	0,75
Sous-phosphate acide de chaux.	3,43

Oxyde de fer.	0,31
Silice.	0,87
Cuivre.	Traces
Fibres ligneuses.	24,35
Eau.	3,25
Perte.	2,60

Depuis cette analyse, faite par Bonjean, laquelle, comme on peut s'en convaincre par le rapprochement des chiffres, diffère peu de celle faite par Legrip, on n'en a plus, à ma connaissance, tenté de nouvelle. Les travaux spéciaux et sérieux de Bonjean sur ce produit, lui doivent, à nos yeux, donner une autorité suffisante ; aussi l'admettrons-nous comme définitive, jusqu'à preuve du contraire.

Quel est le principe actif de l'ergot ?... C'est là une question bien importante, par laquelle les données que nous possédons sont bien contradictoires, et qui, suivant moi, est loin d'être résolue. Voici, toutefois, ce que j'ai pu recueillir à cet égard

Vauquelin pensait que la matière active était une huile grasse, molle, âcre, à odeur de poisson.

Pour Wiggers, ce serait une poudre rougeâtre, d'une odeur nauséabonde, d'une saveur âcre et amère ; ni acide ni alcaline, soluble dans l'alcool, insoluble dans l'eau et l'éther, soluble dans la potasse caustique et l'acide acétique, ressemblant beaucoup au rouge cinchonique et qu'il obtenait en épuisant le seigle ergoté par l'éther, qui en enlève les matières grasses. Le résidu traité par l'alcool bouillant, évaporé, lavé avec soin, reste indissoute et constitue « l'ergotine » de Wigger, dont l'action spéciale semble douteuse à Bouchardat.

Pour Bonjean, le principe actif de l'ergot serait bien plus difficile à déterminer. Voici en quels termes il s'exprime à ce sujet : « Les recherches les plus minutieuses n'ont pu faire découvrir dans l'ergot aucune trace d'alcaloïde : ainsi qu'on va le voir, ses propriétés médicales et ses vertus délétères sont dues à d'autres plus complexes.

« Le seigle ergoté renferme deux principes actifs bien distincts, un remède et un poison. Le premier est un extrait mou « ergotine », que nous avons vu figurer dans le tableau d'analyse pour 13,25 p. 100, rouge brun, très-soluble dans l'eau froide, et qui possède au plus haut degré les précieuses propriétés obstétricales et hémostatiques qu'on a, depuis si longtemps, reconnues à l'ergot; l'autre est une huile fixe, incolore dans sa nature, très-soluble dans l'éther froid, insoluble dans l'alcool bouillant, et en qui seule résident toutes les parties toxiques du seigle ergoté. Comme celui-là est tout à fait inoffensif, il en résulte cet avantage pour la pratique médicale, qu'on peut, au besoin, l'administrer à haute dose sans avoir à craindre aucun des accidents reprochés au seigle ergoté lui-même. Ce qu'il y a d'extraordinaire, c'est la rapidité avec laquelle cet extrait agit dans les hémorrhagies en général, ne bornant pas ses effets aux pertes utérines seules. Quelle que soit la dose à laquelle on l'a donné, il n'a jamais causé le moindre accident. Plusieurs fois, il a été pris à la dose de 8 grammes, représentant 36 à 40 grammes de seigle ergoté, dans des cas de métrorrhagie foudroyante, suite d'avortements ou autres, et qui cédaient immédiatement à l'action de ce remède.

« L'huile ergotée agit absolument sur les animaux comme l'ergot lui-même, et à des doses correspondantes à ce dernier ; seulement ses effets sont plus prompts ; ils sont immédiats chez les sujets faibles, tels que oiseaux, poulets, que l'on endort facilement avec 4 gr. de ce principe, équivalant à un peu moins de 12 gr. de poudre d'ergot.... Pour obtenir cette huile avec toutes ses propriétés énergiques, il faut nécessairement l'extraire par l'éther froid, et éviter, dans cette opération, toute action de la chaleur. Enfin le principe peut encore se rencontrer tout à fait inerte, s'il a été obtenu d'ergots non parvenus à entière maturité.

« L'huile est donc le poison, et l'extrait aqueux le remède du seigle ergoté, quoi qu'en ait dit le Dr Wright qui pense, au contraire, que l'huile est le principe qui arrête les hémorrhagies, ce qui se trouve contredit par plus de cinquante observations médicales, faites à mon instigation par des médecins éclairés de cette ville, et dans lesquelles mon extrait hémostatique ne s'est jamais démenti une seule fois dans sa puissante action antihémorrhagique. »

Depuis l'époque où s'écrivaient ces lignes, il n'y a pas eu que je sache, de travaux propres à élucider cette question, aussi, m'abstenant de tout commentaire sur cette opinion qui, du reste, me semble la plus raisonnable, je passerai à l'exposé d'un autre ordre de faits bien digne, d'exciter l'attention, je veux parler de l'étude des moyens propres à révéler dans le seigle la présence de l'ergot et dans les farines celle de l'ergotine.

Leteurtre.　　　　　　　　　　　　　　　　5

Recherche de l'ergot dans le seigle et de l'ergotine dans les farines. — D'après la description que j'ai donnée plus haut de l'ergot du seigle, il est facile, en le comparant au grain normal, de l'en distinguer à première vue; je ne reviendrai pas sur ce point qui ne serait qu'une redite inutile. Mais il y a dans leurs caractères extérieurs une particularité qu'il ne faut pas négliger. C'est la grosseur relativement considérable des ergots par rapport à celle du seigle physiologique.

Il serait donc facile, par l'usage de cribles dont les trous ne laisseraient passer que les bons grains, de retenir ceux que la maladie aurait frappés. L'emploi de « trieurs » perfectionnés serait donc, à ce point de vue, de la plus haute utilité.

L'apparition de l'ergotisation des seigles, observée en 1854 à Montrouge, sans qu'aucun accident en fût la conséquence dans la santé publique, a pour cause première l'usage qu'on faisait alors de cribles qui, par leurs trous, ne laissaient échapper que les bons grains et retenaient les mauvais.

Une autre manière de diagnostiquer aisément les bons des mauvais grains serait le profit que l'on tirerait de leurs différentes densités. L'ergot est, en effet, de densité moindre que le seigle normal. Si donc d'un sac de cette céréale soupçonnée vous prenez une poignée de grains et les jetez dans un vase rempli d'eau, les bons en gagneront le fond tandis que les ergots nageront à la surface du liquide.

Ces moyens sont simples, très-facilement exécutables, toujours suivis de bons résultats, surtout si l'on y joint la connaissance des autres caractères extérieurs de l'ergot, à savoir sa forme, sa couleur, etc.

Mais parfois le diagnostic ne doit pas se porter sur le grain en lui-même. La farine peut être soupçonnée et alors ce ne sont plus les caractères physiques, ce sont les caractères chimiques auxquels il faut avoir recours; ce sont des notions de chimie agricole qu'il faut avoir en cette circonstance, et c'est sur ce sujet que je vais entrer en quelques développements.

Se fondant sur la propriété que possède l'acide sulfurique de se colorer en brun-rouge, en présence de l'ergotine, M. Jacoby a conseillé le procédé suivant qui permet de rechercher, par comparaison, l'ergotine dans la farine de seigle ordinaire, laquelle en renferme presque toujours quelques traces.

On choisit un à un des grains de seigle ordinaire que l'on broie soi-même. A la farine obtenue, on ajoute soit 1/6, 1/8, 1/4, 1/2, soit 1,

une liqueur verdâtre, de mauvaise odeur, et dont la fétidité augmenta de jour en jour. Le dessous du ventre et le dos prirent une teinte noirâtre, la queue et les oreilles étaient pendantes. Du reste, l'animal avait des excrétions alvines et urinaires, comme à l'état normal de santé. Au bout d'un mois de ce régime, il fut mis à l'usage du son pur, bouilli et chaud. Ce fut en vain. Quoique l'animal parût mieux, tout d'abord, il ne cessait de se plaindre, marchait en chancelant et se soutenait à peine, quoiqu'il eût toujours de l'appétit. Il ne tarda pas à mourir.

Un peu peu plus tard, de 1760 à 1771, Model, dans ses «Récréations chimiques, » Schlegal, dans son Journal encyclopédique et Parmentier dans ses Additions aux récréations chimiques de Model, vinrent déclarer l'innocuité de l'ergot et la nullité de son influence sur le développement des épidémies gangréneuses.

Read, dans le même temps, constatait que les mouches qui goûtent d'une forte décoction d'ergot miellée, meurent dans l'espace de quelques minutes. Le même savant a vu mourir, en dix-neuf jours un porc vigoureux, nourri avec un mélange de son et d'ergot.

Mais tout cela était contradictoire, insuffisant, et les expériences devaient être méthodiquement faites. C'est ce que comprit Tessier qui, en 1776 et en 1779 communiqua, sur ce sujet, à la société royale de médecine, des documents où sont relatées des expériences probantes en faveur de l'action toxique de l'ergot, et dont voici le résumé.

1° Deux canards, mâle et femelle, avalent successivement en cinq jours, un total de 38 grammes chacun de poudre d'ergot de seigle. A cette époque, la femelle présentait déjà, par les narines, un écoulement de sang noir. Le sixième jour, chez tous les deux, la pointe du bec est noirâtre ; la langue a pâli d'abord, puis elle est tombée en gangrène.

La femelle est morte du neuvième ou dixième jour, après avoir avalé 58 grammes d'ergot de seigle. Le mâle n'est devenu bien malade qu'à compter du huitième jour, et il n'est mort que du treizième au quatorzième jour, après avoir consommé 68 grammes de poudre. Vers la fin il traînait une aile et paraissait avoir des vertiges.

2° Un dindon a pris de l'ergot de seigle en poudre, mêlé avec du son, pendant sept jours. A cette époque il a fallu le lui ingurgiter. Après en avoir consommé 16 grammes il a présenté de l'enflure à l'œil, et ses narines se sont obstruées. Vers le quinzième jour, il perd ses plumes et semble éprouver des vertiges, Il a succombé le vingt-troisième jour, après avoir absorbé 256 grammes de poudre d'ergot.

3° Un cochon est mis à l'usage de l'ergot en poudre mêlée avec de la farine de bon seigle. Dans l'espace de quelques jours, il en consomme 135 grammes. Vers le douzième jour, il présente de la constipation ; ses oreilles et ses pieds sont rouges. Btentôt après les oreilles et la queue pendent, l'animal maigrit à vue d'œil et ses jambes devenues violettes, ont perdu leur chaleur naturelle. L'animal est comme étourdi, il ne peut plus se tenir sur ses jambes et meurt le vingt-troisième jour, après avoir consommé près d'un kilogramme d'ergot. Vers la fin, il avait présenté des mouvements tétaniques.

M. Tessier a, de plus, constaté ce que lui avaient affirmé les bergers de la Sologne, à savoir, l'extrême répugnance qu'ont les animaux pour l'ergot, répugnance tellement invincible, que ceux auxquels on donne pendant quelque temps de cette substance, préfèrent mourir de faim que d'en manger, si on les abandonne à eux-mêmes, surtout lorsque l'ergot qu'on leur présente est pur, sans mélange aves des aliments.

De 1840 à 1844, M. Parola, reprenant la même idée d'expérimentation, nous fait assister, dans son mémoire sur l'ergotisation des céréales, à des faits des plus intéressants, et dont voici l'analyse.

Une mule robuste et vivace reçoit pendant six jours, dans du miel et enveloppées dans du papier brouillard, des doses progressives de 20 à 64 grammes d'ergot de seigle par jour. L'animal était nourri d'ailleurs à l'ordinaire et était promené chaque jour. Avant l'expérience, le pouls de l'animal marquait 58, et la respiration 19. Le premier jour, le pouls donne 56 ; peau moins chaude. Le second jour, pouls 53 ; respiration grave, difficile ; yeux languissants, diminution de l'appétit et de la vivacité ; les battements du cœur sont sourds. Troisième jour, tremblements généraux, diminution de la chaleur au-dessous du naturel, respiration difficile, affaissement des battements du cœur et des artères, pulsations cardiaques et artérielles spasmodiques, troublées, absence d'appétit, apahie, abattement. Les quatrième et cinquième jours ainsi que les sixième et septième, progression des symptômes précédents : maigreur, refus d'aliments, démarche vacillante, difficile, tremblements ; l'animal se couche volontiers. Enfin les genoux se gonflent, sont douloureux. L'animal s'affaisse et maigrit de plus en plus ; il est apathique, presque insensible ; on l'assomme.

La quantité d'ergot absorbé a été de 284 grammes.

Des moineaux ont avalé, sous forme de pâte, avec de la farime, 50 centigrammes chacun de poudre d'ergot de seigle en poudre *depuis deux ans*. Ils sont tombés aussitôt dans la torpeur et l'apathie, immobiles, les yeux fermés, puis tête pendante et assoupie, tremblements généraux, vomissements, diarrhée ; mort dans la journée.

On a répété les expériences sur des merles, des pigeons, des poules, et les résultats ont toujours été les mêmes.

En juin 1851, le Dr Millet, reprenant ces expériences, arrive à des résultats analogues à ceux des précédentes et dont voici le résumé :

1° Un jeune chien caniche de neuf mois prend à huit heures du matin uue pâtée contenant 15 grammes de poudre d'ergot ; trois quarts d'heure après il poussait des cris plaintifs, paraissait souffrir, était inquiet et buvait souvent. A midi il refusa une soupe au lait, sans addition de poudre d'ergot ; il reste blotti dans la chambre où on l'avait mis. A une heure, il se tenait avec peine sur ses pattes, refusait tout aliment. Les yeux étaient ternes, larmoyants, queue entre les jambes, oreilles basses. A sept heures il grogne quand on l'approche et semble disposé à mordre ; il boit toujours avec avidité.

Le lendemain matin, à cinq heures, affaiblissement plus marqué, respiration suspirieuse ; l'animal couché sur le côté droit est replié sur lui-même.

A sept heures, mouvements convulsifs dans les membres, dans la face ; il rejette par la gueule une bave filante et non écumeuse ; on dirait qu'il a des attaques épileptiformes.

A dix heures il expire.

2° On fait avaler, vers sept heures du matin, à une chienne de 2 ans, une pâtée contenant 25 grammes de poudre d'ergot ; immédiatement après elle but avec avidité et fit quelques efforts pour vomir. A neuf heures elle était très-agitée, se roulait dans la chambre, poussait des cris plaintifs, la soif était toujours très-vive.

A midi elle est repliée sur elle-même, les yeux sont larmoyants, chassieux, elle se plaint et grogne quand on l'approche ; elle ne peut se tenir sur ses pattes ; le train de derrière semble paralysé, ou tout au moins fort engourdi. Elle refuse tout aliment et boit toujours avec avidité.

A trois heures, respiration embarrassée, cris plaintifs.

A six heures, secousses tétaniques des membres. La chienne est insensible à ce qui l'entoure. A huit heures, mouvements convulsifs très-violents, contraction presque permanente des membres et de la face, attaques épileptiformes en tout semblables à celles présentées par le caniche n° 1. A onze heures, mort.

3° Le 9 juillet, à neuf heures du matin, M. Millet fait prendre à un coq russe de haute stature 5 grammes de poudre d'ergot, mêlés à de la farine d'orge et réduits en bols au moyen d'un peu d'eau.

A dix heures et demie, traces de coloration violacée dans la partie frangée de la crête. L'animal est triste, ne mange pas; le soir il est mieux et becquète quelques grains de blé.

Le 10, à huit heures, on lui donne 5 nouveaux grammes de poudre d'ergot, dont l'ingestion est suivie des mêmes phénomènes. Dans la soirée il semble sortir de son ivresse.

Le 11, à sept heures, 5 grammes d'ergot sont donnés. A midi, la crête du coq est presque entièrement violette; l'animal est plus triste et plus abattu que les jours précédents. A trois heures, il est couché sur ses pattes, immobile, les yeux fermés.

Le 12, le coq, sorti de son étourdissement, se tient debout, l'œil vif et animé; sa crête est redevenue rouge, il semble tout disposé à manger. On lui donne 5 grammes de poudre d'ergot. A midi, prostration, abattement; il est couché dans la position d'une poule qui couve, les yeux sont fermés. A cinq heures, état de mieux-être, mais la crête, devenue noire, conserve cette coloration.

Le 13 et le 14, les mêmes phénomènes se manifestent dès que le coq a ingéré les 5 grammes d'ergot.

Le 15, après avoir pris, à huit heures, les 5 grammes de poudre d'ergot, cet animal chancela et tomba sur le côté droit, dans un état convulsif. Les yeux se fermèrent, les membres se raidirent et s'étendirent. Cette crise dura à peu près trois heures; à midi l'animal semblait moins souffrant; à cinq heures, il y eut de nouvelles crises, qui durèrent moins longtemps que celles du matin et furent moins violentes.

Le 16, le coq est assez bien pour qu'on lui fasse encore prendre 5 grammes de poudre d'ergot. Deux heures après leur ingestion, des mouvements convulsifs violents se déclarent, et à deux heures, couché sur le côté gauche, la tête renversée en arrière, le bec entr'ouvert, cet animal, après avoir éprouvé comme des secousses électriques, expira.

4° Une jeune poule, soumise en même temps que le coq dont il vient d'être question, au traitement quotidien de 5 grammes de poudre d'ergot, présenta une grande analogie de phénomènes avec ceux relatés plus haut et succomba au bout de sept jours après avoir ingéré 35 gr. de la substance toxique.

M. Bonjean avait fait aussi, de son côté, les mêmes expériences, et voici la conclusion qu'on en peut tirer et qu'il résume ainsi : « Le premier effet du seigle se manifeste chez les animaux par la perte d'appétit et une diminution notable dans leur agilité, qui va jusqu'à les rendre immobiles. Ils sont comme hébétés ; leur regard est fixe et l'œil hagard. Immédiatement après qu'ils sont sous l'influence de ce toxique, les chiens poussent des hurlements affreux qui ne s'apaisent que par les vomissements ou lorsque le poison a déjà produit ses premiers effets ; ils restent presque toujours à la même place, et ils ne donnent plus de voix, si ce n'est quelques gémissements causés par la souffrance ; chez les poulets et les coqs, la crête et le jabot se noircissent dès le début des premiers symptômes, et ces animaux ne tardent pas à succomber après une agonie qui est généralement assez longue.

Non contents d'avoir expérimenté sur ces animaux, les savants voulurent voir sur l'homme, à l'état sain, quelle était l'action de l'ergot de seigle.

En 1841, le Dr Uberti, de Brescia, administra pendant quelques jours à des prisonniers qui jouissaient d'une santé parfaite, 1 gramme de poudre d'ergot, et voici quel fut le résultat de ses expériences. Laissonse le parler : « L'emploi de cet agent, dit-il, n'a donné lieu à aucun accident remarquable, soit consécutif, soit immédiat. Les individus ont seulement éprouvé un léger affaiblissement des forces volontaires et de la vigueur du pouls ; ils ont eu, en outre, quelques efforts de vomissements et de légers vertiges. Il y a eu ralentissement de la respiration et des mouvements du cœur, resserrement pénible à l'épigastre et chez quelques-uns sentiment à peine appréciable de douleur au ventre, de manière à occasionner une légère irritation de la muqueuse gastro-intestinale. Tous ces phénomènes, à l'exception pourtant du pouls qui tombait toujours au-dessous du type normal, disparaissaient à la suspension du remède, et plus encore sous l'influence d'une médication tonique. »

En 1844, M. Parola, qui lui-même expérimenta sur lui l'action de l'ergot, rapporte les faits suivants, parmi les observations nombreuses qu'il recueillit sur ce sujet :

« Un jeune homme, âgé de 24 ans, de haute taille, mince, lympha-
tique, presque bien portant, a bien voulu se prêter à l'expérience suivante : Son pouls marque 67, sa respiration 20; il avale 15 décigrammes
de poudre d'ergot de seigle. Deux heures après, il éprouve de l'abattement général, frisson par tout le corps, peau froide avec chair de poule,
anxiété et pesanteur à l'épigastre, diminution de l'appétit, si vif auparavant, pouls petit, mou, faible, marquant 50; visage pâle, pupilles di-
latées. Le lendemain, on répète la même dose d'ergot qui est suivie des
mêmes symptômes, avec un plus grand abattement des forces et de la
chaleur ; pouls à 58, respiration à 15. Le patient prend quelques aliments ; les troisième et quatrième jours, il mange une portion entière,
néanmoins il continue à se sentir faible, cassé, avec la respiration et le
pouls lents. »

2° Un jeune homme épileptique, bien portant d'ailleurs, prend un
gramme d'ergot de seigle en poudre pendant six jours de suite. Son
pouls marquait 74, sa respiration 21. Trois heures après la première
dose, le pouls donne 70, la respiration 19. Le second jour, le pouls et la
respiration baissent davantage ; malaise à l'estomac, nausées, éructa-
tions, pesanteur de la tête. Le patient se plaint du froid par tout le corps
et de lassitude générale. Les jours suivants, les mêmes phénomènes se
reproduisent. Vers le sixième, la peau est froide et humide, l'anxiété à
l'estomac est augmentée, ainsi que la faiblesse générale. »

Non content de ces expériences faites sur d'autres, M. Parola expérimenta sur lui-même. Les symptômes qu'il éprouva et qu'il relate dans
son mémoire, ont avec les faits qui précèdent, une concordance telle
que je crois pouvoir, sans scrupule, ne pas en donner la relation. Un
fait essentiel à relever et qui nous servira plus loin, c'est le soin qu'il
met à noter l'action de l'ergot sur la circulation et la respiration. J'en
dirai quelques mots. Au moment de l'expérience, le pouls donnait 74,
la respiration 21. Une heure après l'ingestion de 1 gramme de poudre
d'ergot, le pouls est de 62, la respiration de 20. Trois heures après, le
pouls était descendu à 60.

Le lendemain, après un repas très-copieux, le pouls est remonté à 79,
la respiration à 23; une dose de 15 décigrammes d'ergot de seigle en
fait descendre, au bout d'une heure, le chiffre à 72 pour le premier,
à 16 pour la seconde.

En 1844, alors que Wenderoth déniait toute action toxique du seigle ergoté, le Dr Patze en voulut sur lui-même essayer les effets. Il s'administra une dose de 4 grammes d'ergot en poudre. Les symptômes qu'il éprouva presque aussitôt furent, à peu de chose près, les mêmes que ceux relatés dans les observations précédentes, et comme M. Patze ne nous parle ni de l'état de la circulation, ni des troubles survenus dans la respiration, nous passerons d'emblée à l'examen d'une expérience analogue, mais bien plus méthodique, tentée par le Dr Millet, sur lui-même.

Ici, du reste, comme dans les cas précédents, je ne relèverai que les faits relatifs à la circulation et à la respiration.

A quatre heures du matin, M. Millet broie entre ses dents et avale 5 grammes d'ergot. Le pouls marquait alors 64, la respiration 18. Une demi-heure après, les pulsations de la radiale semblent moins fortes. — A cinq heures et demie, le pouls, faible, très-dépressible, est à 60. — A six heures trois quarts, le pouls remonte à 64, la respiration est toujours à 18. — A huit heures moins quelques minutes, le pouls est à 68, la respiration à 18. — A huit heures un quart, le rhythme normal est rétabli.

A quelques jours de là, M. Millet, reprenant la même expérience, arriva à des résultats analogues. On ne trouve, à vrai dire, dans l'une et dans l'autre, rien de bien explicite, ni de bien important sur ces deux ordres de phénomènes ; mais le soin que met l'expérimentateur à noter ce qui pouvait survenir dans la circulation et la respiration, nous indique qu'il y a réellement, là, quelque chose d'intéressant et sur quoi on ne saurait trop revenir.

Cette question avait, du reste, en 1842, été abordée d'une façon magistrale par Germain Sée, qui, s'inspirant des expériences de Parola, de Trousseau, de Beatty, etc., s'empara du sujet et apporta dans ses recherches cet esprit d'investigation sérieuse et de méthode dont nous eûmes tant de fois, depuis, la preuve dans ses magnifiques leçons de thérapeutique à la Faculté de médecine.

Les résultats obtenus par G. Sée, à cette époque, sont encore péremptoires ; ils n'ont pas trouvé de contradicteurs, et les expériences les plus récentes, celles surtout de Cl. L. Holmes, sur lesquelles nous reviendrons dans un instant, n'ont fait que leur donner ne valeur plus grande.

Une dose de 2 à 4 grammes d'ergot, ou de 3 grammes d'ergotine

Bonjean, impressionnent rapidement, suivant G. Sée, le cœur et les vaisseaux. Les battements du cœur deviennent, sous l'influence du médicament, promptement moins fréquents, très-faibles. Le pouls se ralentit et peut perdre de 10 à 36 pulsations ; mais jamais Sée, dans ses expériences, ne l'a vu descendre au-dessous de 64 pulsations.

Pour le cœur, comme pour les vaisseaux, ces effets sont constants : ils sont contemporains du moment où s'est faite la première ingestion du médicament, se maintiennent tout le temps qu'on le continue, et ne cessent que lorsqu'on en cesse l'usage.

Le rhythme du cœur et du pouls est également modifié : si les battements cardiaques étaient irréguliers, par exemple, l'emploi de l'ergot les ramènerait au rhythme normal, sans aucune exception, pourvu que le cœur soit sain. Quant au pouls, c'est la même chose que Sée nous démontre par les deux expériences suivantes : « Chez deux femmes atteintes d'affections du cœur, et offrant un pouls fort irrégulier, cet observateur a vu la circulation se régulariser; chez la première dix heures, chez la seconde trente heures après le début du traitement. Ce résultat s'est maintenu pendant plusieurs jours, bien qu'on eût suspendu l'usage du seigle. »

Dans deux autres cas, un effet inverse s'est produit, c'est-à-dire que le pouls, primitivement régulier, est devenu irrégulier et inégal après l'emploi de l'ergotine; mais, suivant la remarque de Sée, il s'agissait de femmes nerveuses et indociles, de sorte que l'effet produit paraît devoir être attribué à l'agitation des malades bien plutôt qu'au médicament.

Pour résumer l'opinion de G. Sée, sur les modifications circulatoires subies par le cœur et le pouls, sous l'influence de l'ergot, nous dirons que l'extrait aqueux de seigle ergoté, produit constamment :

1° Ralentissment notable, mais passager, de la circulation ;

2° Régularisation durable et manifeste du pouls ;

3° Perte complète de sa force et de sa résistance.

Après ces travaux de G. Sée, je ne trouve plus rien qui puisse faire avancer d'un pas l'étude de l'agent qui nous occupe. Pourtant, vers la fin de juin 1870, M. Cl. L. Holmes fit paraître, dans les *Archives de physiologie normale et pathologique,* un intéressant Mémoire intitulé : « Effets de l'extrait de l'ergot de seigle injecté dans les vaisseaux, sur la pression artérielle. »

Certes, il serait trop long d'entrer dans les excellents et intéressants détails de cet article ; de semblables travaux ne souffrent pas l'anayse, il faut les lire et les méditer. Aussi, et cela dans l'intérêt de mon sujet, me bornerai-je en passant à en relever les points saillants, et à en donner les conclusions.

Le but de l'auteur était de constater, *de visu*, la contraction des petits vaisseaux, sous l'influence de l'ergot. Les grenouilles qu'il prit pour servir à ses expériences, furent immobilisées par le curare, puis, goutte à goutte, avec une seringue de Pravaz, il les soumit à des injections ergotées sous la peau ; en d'autres cas, il introduisit dans l'estomac de ces animaux, soit de l'ergot pulvérisé, soit de l'ergotine Bonjean, soit de l'huile d'ergot.

Sous toutes ces formes, l'ergot a donné une contraction des vaisseaux, soit de la patte (membrane interdigitale), soit de la langue, et cela dans les proportions suivantes :

Laissons parler M. Holmes :

« Sur 11 expériences d'injections sous-cutanées de macération aqueuse, j'ai obtenu 8 fois la contraction des vaisseaux de la langue ; sur les 3 cas où elle a manqué, 1 est nul, faute d'avoir assez prolongé l'observation.

« Pour les expériences où l'observation portait sur les vaisseaux de la patte, et faisant le total, sans distinguer les divers modes de l'administration de l'ergot, j'ai, sur 8 expériences, 6 fois une contraction marquée ; 2 fois le résultat attendu fit défaut. C'est en somme 14 résultats positifs, et 5 négatifs sur 19 expériences.

« Il m'est arrivé, dit plus loin M. Holmes, dans le cours d'une même expérience, de voir le vaisseau se contracter d'abord, pendant un certain temps, puis revenir peu à peu à son diamètre primitif ; ce qui indiquait vraisemblablement la fin de l'action du médicament.

« Cette contraction se manifestait par la diminution du diamètre de l'artère, et dans un certain nombre de cas, elle s'accompagnait d'une accélération notable du cours du sang dans ce vaisseau.

« .... Or, quel doit être l'effet de la constriction simultanée d'un grand nombre de petites artères sur la circulation ? Chacun comprend que cet effet, comparable au resserrement ou à la compression d'un gros tronc artériel, est :

1° De gêner l'écoulement du sang à travers les conduits rétrécis ;

2° D'augmenter la tension en amont de l'obstacle.

« De nombreuses expériences, qu'il est inutile et superflu de rappeler ici, ont dès longtemps démontré qu'il en est ainsi. »

Désireux de montrer la dépression du cours du sang, causée par l'ergot, M. Holmes tenta de nombreuses expériences qui, 21 fois sur 23, donnèrent des résultats identiques, et dont voici la substance :

Une injection de solution aqueuse d'extrait d'ergot, 3 grammes, par exemple, injectée dans la jugulaire d'un chien vigoureux, de taille moyenne, on voit la pression descendre rapidement et régulièrement, bientôt l'animal commence à s'agiter et à donner les signes d'une douleur ou d'une angoisse très-vives. L'injection finie, la pression continue de descendre sans même que les cris et les efforts auxquels nous venons de voir se livrer l'animal, la fasse, même pour un instant, remonter à son niveau normal. Bientôt après survient un moment de calme ; l'action du poison cesse probablement alors, et la pression remonte, non-seulement à son niveau primitif, mais parfois même au-dessus de lui.

M. Holmes se demande ici « si la constriction des artérioles et l'élévation consécutive de la pression sont produites par l'action directe de l'ergot sur la fibre musculaire lisse, ou bien par l'intermédiaire des nerfs. » Mais l'auteur n'arrive à aucune solution probante. Plusieurs fois, ayant coupé le nerf sciatique, ou ayant enlevé le ganglion qui représente le ganglion cervical supérieur, chez la grenouille, pour obtenir avant tout la dilatation bien marquée des vaisseaux, il n'obtint pas ce résultat. Par compensation, il lui est plusieurs fois arrivé de voir le phénomène se produire, et l'ergot déterminer une contraction notable des vaisseaux, aussi bien du côté où ils étaient dilatés, que du côté sain.

« Il semble, ajoute M. Holmes, que, si l'on parvenait à expliquer cette dépression par une contraction des vaisseaux capillaires, l'action supposée de l'ergot sur les fibres musculaires lisses y trouverait un argument de plus, et ce serait peut-être, en outre, l'occasion d'introduire dans la physiologie de la circulation, un nouveau facteur, dont on n'a jusqu'à présent pas tenu assez compte. »

Je ne vois pas du tout, pour ma part, l'avantage qu'on aurait à introduire des éléments nouveaux dans l'étude déjà si compliquée et si ardue de notre machine humaine. Avant d'ajouter, ne vaudrait-il pas mieux, au paravant, connaître bien ce que l'on possède ? Le champ en est encore assez vaste pour satisfaire tous les glaneurs, et peut-être même, se fera-t-il qu'au lieu d'ajouter, nous arriverons à retrancher plus d'un facteur physiologique, lorsque nos études seront plus perfectionnées.

Il serait, évidemment, séduisant au possible de prêter aux fibres musculaires lisses, toutes les actions que nous ne pouvons localiser dans le système nerveux, comme autrefois on plaçait dans ce même système nerveux, tout ce qui échappait à l'explication des médecins. Mais il faudrait, pour cela, que les fibres lisses possédassent par elles-mêmes une vie, une existence propre, qui est bien loin encore d'être démontrée, et à laquelle je ne crois pas. Et justement, comme pour corroborer l'idée que je m'étais formée de tout cela, voici qu'à la suite du mémoire de M. Holmes, je trouve côte à côte, avec lui, dans le même numéro des *Archives* de mai-juin 1870, un travail des plus intéressants, dû à la plume bien connue de M. Hénocque, et qui a pour titre « Du mode de distribution et de la terminaison des nerfs dans les muscles lisses. »

Je ne veux pas entrer ici, dans l'étude approfondie de ce travail ; ce n'en serait pas le moment. Mais ce que j'en ai retenu, me suffit pour n'admettre, jusqu'à preuve du contraire, comme agent de dépression exercée sur les vaisseaux capillaires par le seigle ergoté que ce tissu nerveux, représentant à lui seul un système avec ses plexus d'origine, situé dans le tissu laminaire ou connectif qui entoure et sépare les faisceaux musculaires — *plexus fondamental ou extra-musculaire;* — avec ses plexus ou réseaux nerveux plus délicats, situés à l'intérieur même des faisceaux musculaires, — *réseau intra-musculaire;* — avec ses nombreux rameaux nerveux unissant ces plexus, — *réseau intermédiaire —* et se terminant enfin dans la substance, surtout autour du noyau, de la fibre musculaire lisse pour former les fibrilles terminales, munies à leur extrémité d'un renflement en bouton ou punctiforme.

Pourquoi donc, alors, ce système si développé, si parfait, si l'action doit résider dans la cellule, dans la fibre lisse, qui, probablement comme sa parente, la fibre musculaire, n'est que l'instrument aveugle du système nerveux qui l'entoure, qui l'enlace, qui, pour ainsi dire, s'interpose entre chacune de ses fibres, et qui doit avoir une vie propre d'autant moins discutable qu'il prend naissance de ce magnifique système sympathique qui, vers tous les organes du corps, émerge ses rameaux d'où sortira leur manifestation vitale !

Avant peu, du reste, des expériences, je l'espère, seront faites à ce sujet, et nous nous rapprocherons de la vérité. Mais surtout, soyons convaincus que lorsqu'il s'agit d'une machine si compliquée que la nôtre, il vaut mieux en limiter que d'en accroître par curiosité, les rouages déjà si nombreux et si peu connus.

Quoi qu'il en soit, le fait est là, l'ergot de seigle produit une dépression constante des vaisseaux capillaires, M. Holmes, l'a bien démontré. Nous reviendrons tout à l'heure aux conclusions de son mémoire que la digression précédente nous a fait quelque peu perdre de vue.

Pour Brown-Séquard, l'ergot « à dose thérapeutique » fait contracter les vaisseaux de la moelle épinière et de ses membranes, diminue l'action réflexe et la sensibilité, tandis que « à dose toxique » cette substance produit une congestion de ce centre nerveux et de ses enveloppes, ainsi qu'une exagération morbide de la sensibilité et de la faculté réflexe, et, comme conséquence de cette exagération, des convulsions. « Ce qui prouve, ajoute ce savant, qu'un médicament à des doses différentes, peut produire des effets opposés l'un à l'autre.

M. Bailly, dans le tome XIII du Dictionnaire de médecine pratique, résume ainsi l'action physiologique de l'ergot : « Que l'ergot de seigle fasse contracter l'utérus gravide, modifie la circulation sanguine, excite des vomissements ou détermine la constipation, fait observé par G. Sée, le système nerveux intervient tout d'abord dans la genèse de ces divers phénomènes, aussi bien que dans la production des symptômes nerveux proprement dits. Envisagé de cette manière, qui nous paraît la seule vraie, le mode d'action du seigle ergoté rentre dans la théorie générale de l'action des médicaments internes et des poisons, et cette explication de leur action physiologique devra être invoquée encore à propos de leurs propriétés thérapeutiques ».

Ici se termine l'exposé de ce que j'ai pu recueillir d'intéressant par rapport à l'action du seigle ergoté sur les individus sains. Mais, avant de terminer un chapitre, il est bon de se résumer ; c'est ce que je vais faire, en rapportant les conclusions du travail de M. Holmes, le dernier je crois, qui ait été écrit sur ce sujet :

1° L'ergot de seigle, dit-il, et sa principale préparation l'extrait aqueux, font contracter les petits vaisseaux à tunique musculaire.

2° La contraction des petites artères fait augmenter la pression artérielle dans les gros troncs.

3° Cette action paraît se manifester même après la section des nerfs vaso-moteurs.

4° Elle paraît s'étendre même aux vaisseaux pulmonaires, dont la contraction a pour effet de faire baisser momentanément la pression dans les artères.

5° Cette dépression se manifeste, la première quand on injecte l'extrait d'ergot dans les veines, parce que le sang traverse la petite circulation et s'y mélange plus intimement avec la solution ergotique avant d'être disséminé dans l'organisme.

Leteurtre.

6

QUATRIÈME PARTIE

DE L'ERGOT DE SEIGLE EN THÉRAPEUTIQUE.

Après avoir envisagé l'ergot de seigle comme aliment toxique et vu les magnifiques résultats que la science physiologique a retirés de la contemplation des maux causés par lui, et de l'expérimentation raisonnée, faite de son principe actif sur les individus sains, voyons maintenant, en passant, les incontestables bienfaits qu'il rend à la médecine moderne.

Pendant que l'Europe, et surtout la France, étaient tourmentées par de fréquentes et terribles épidémies d'ergotisme, tous ignoraient les vertus médicinales, les propriétés précieuses de cet être bizarre qu'on ne con-naissait que pour maudire. Etait-ce bien lui, en effet, que A. Paré employait sous le nom de *pulvis ad partum* pour ranimer les douleurs languides ?

Beaucoup l'ont cru ; je ne partage pas leur opinion, et je pense que cette fameuse poudre n'était autre que celle indiquée par Lémery, dans sa « Pharmacopée universelle » et qui était composée de sabine, de safran, de cannelle, etc., etc.

Pour trouver une mention formelle de l'ergot comme agent thérapeutique, il faut arriver à 1688, et encore passer en Allemagne, où, à cette époque, Camerarius aurait, suivant M. Huchedé, avancé dans son *Acta naturæ curiosorum* que le seigle était doué de propriétés obstétricales remarquables.

Pendant quelques années, pourtant, il retomba dans l'ombre, mais en 1747, sous l'impulsion du hollandais Rastlaw, il en sortit pour ne plus quitter cette scène où son rôle prend, de jour en jour, plus d'importance. « Je me sers, disait Rastlaw, en parlant de lui, d'un médicament dont la seconde prise n'a *jamais manqué*, dans le cours de mes expériences, de susciter de véritables douleurs ou de changer les fausses en véritables, de sorte que les efforts de la mère agissant mieux sur l'enfant, l'orifice de la matrice s'en dilate davantage. En différentes occasions, où il ne manquait que de bonnes douleurs, j'ai conduit à une heureuse fin, par ce moyen et sans l'aide d'aucun instrument, des accouchements des plus difficiles. »

En 1774, Parmentier communiquait, à l'abbé Rozier, une lettre par laquelle une D^{lle} Dupille, de Chaumont, l'instruisait de l'emploi que, dans le Vexin, on en faisait, avec succès, pour hâter l'accouchement.

Mais à la même époque, au dire de Stearns, ce remède fut proscrit en France par un acte de l'autorité.

Cela n'empêcha pas les idées de Rastlaw de porter fruit. Desgranges de Lyon, reprit, dès 1777, les idées de l'accoucheur hollandais ; pendant près de quarante ans il l'expérimenta, et en 1817, il consacra un ouvrage spécial à l'étude de l'action du seigle ergoté sur l'utérus, pendant la grossesse.

En 1808, Stearns avait fait paraître, à New-York, dans le *Medical Repository*, un mémoire sur la substance appelée *pulvis parturiens*, laquelle n'était autre que la poudre d'ergot, et pour laquelle il montrait un véritable enthousiasme.

Peu d'années après, Prescott, à son tour, expérimente cet agent, dont l'effet « n'avait jamais trompé » l'attente de Stearns. Il fallut bien en rabattre un peu, mais les résultats furent tels, que nous voyons Prescott, lui aussi, adresser, en 1814, à la Société médicale de Massachussets, un mémoire où, allant plus loin que ses prédécesseurs, il conseille même l'emploi du seigle ergoté pour arrêter les hémorrhagies utérines qui accompagnent les accouchements. « Dans tous les cas où il fut prescrit, dit-il, la délivrance n'a jamais été suivie de perte, même chez les femmes qui en avaient eu de très-abondantes dans leurs couches précédentes..... Cette propriété, ajoute-t-il plus loin, est surtout appréciable quand on emploie ce médicament à dessein d'arrêter les hémorrhagies causées par l'abortion dans les premiers mois de la gestation

Mais, à côté de ses promoteurs, de ses apôtres, le seigle ergoté eut bientôt, en France, des détracteurs illustres. Gardien, Desormeaux, Chaussier et Mme Lachapelle, le représentèrent comme devant être banni de tous usages médicaux. « Ils publièrent, dit M. Millert, une série d'expériences tellement contradictoires, avec tout ce qu'on avait avancé de ses effets avantageux, dans l'inertie de la matrice, que les meilleurs esprits furent tentés de révoquer en doute le résultat des expériences antérieures. »

Le médicament était trop précieux. Sa réputation s'était trop répandue en Europe pour qu'il pût ainsi tomber sans défense. Goupil et Villeneuve entreprirent cette tâche difficile, tous deux publièrent chacun un mémoire, qui devaient faire triompher les idées de ces deux auteurs et des médecins de New-York. Pour cela, il fallut lutter encore. Capuron continua la croisade, entreprise par Chaussier et Mme Lachapelle, aux contradicteurs desquels il fit une guerre acharnée.

Ses adversaires lui opposèrent des faits; les arguments de l'école furent vaincus par eux, et, quoique imposé de vive force, l'ergot, malgré ses illustres ennemis, trouva sa place chez nous, tandis que Chapman, de Philadelphie, lui faisait, pour la première fois, 1824, les honneurs de la matière médicale en le plaçant dans son « Élément de thérapeutique, » à la suite des médicaments emménagogues.

De nos jours, la question n'offre plus l'ombre d'un doute, et, dans l'art des accouchements, l'ergot est devenu l'un des agents les plus précieux. Tous les ouvrages s'étendent, maintenant, avec complaisance sur les excellents résultats que le praticien pourra retirer de son emploi. On comprend qu'il m'est impossible de résumer ici tout ce que nos accoucheurs ont écrit sur lui; ce n'est pas, du reste, le but que je me proposais dans cette monographie.

Que si des lecteurs étaient désireux d'avoir, à ce sujet, des données exposées avec méthode et science, je les renverrais au tome XIII du *Dictionnaire de médecine pratique*, à l'article Ergot de seigle, où M. E. Bailly étudie, d'une manière complète, les vertus et les indications obstétricales de ce produit.

Pourtant, je ne puis abandonner ce sujet sans entrer dans quelques considérations sur les cas où l'emploi du seigle ergoté nous est recommandé, et je crois ne pouvoir mieux faire que d'appeler à mon aide un autre maître en obstétricie, M. le Dr Joulin, à qui j'emprunte les lignes qui vont suivre :

« Il est essentiel, dit-il, de n'employer l'ergot de seigle pendant le travail, que pour obtenir une action passagère et rapide. Son administration imprudente ou prolongée pourrait déterminer des accident funestes.

« Il faut pour que son emploi soit justifié :

« 1° Que le col utérin soit dilaté ou très dilatable;

« 2° Que la présentation soit bonne;

« 3° Qu'il n'y ait pas d'obstacle ménagé à l'expulsion de l'enfant.

« L'inertie et l'hémorrhagie sont les deux circonstances qui indiquent l'administration de l'ergot.

« Lorsque les membranes ne sont pas rompues et que le col n'est pas entièrement dilaté, on peut donner de faibles doses de médicament, mais seulement pour ranimer des contractions éteintes. Il ne faut pas alors dépasser 50 centigrammes. S'il existe quelques troubles de la circulation fœtale, on s'abstiendra de donner l'ergot de seigle, à moins qu'une hémorrhagie très-grave ne vienne compromettre les jours de la mère et qu'une extraction rapide ne puisse être appliquée.

« L'ergot de seigle est un agent énergique, dangereux, il ne faut donc l'employer que lorsque la nécessité en est bien démontrée, et après qu'on a étudié avec soin si les causes d'arrêt du travail n'exigent pas un autre mode d'intervention. Un accoucheur ne serait pas justifiable d'y avoir recours, seulement pour abréger le cours d'un travail normal dont la lenteur l'ennuie.

« Le forceps est beaucoup moins dangereux que l'ergot. On préférera donc l'instrument, lorsqu'on aura le choix du mode d'intervention.

« Après l'expulsion du fœtus, on peut sans inconvénient administrer une forte dose d'ergot, s'il existe de l'inertie utérine. Il est bon de le faire dans tous les cas, lorsque la femme a subi des pertes pour cette cause dans les grossesses antérieures. C'est une précaution que je ne néglige jamais; on n'a nullement à redouter que la rétraction du col utérin s'oppose à l'expulsion du délivre. Les efforts utérins développés par l'ergot sont des contractions utérines de totalité, et encore, il vaudrait beaucoup mieux subir les chances fort insignifiantes d'une rétention momentanée, que de s'exposer aux dangers d'une hémorrhagie.

« Les tranchées très-douloureuses qui se manifestent dans les premiers jours qui suivent la délivrance, sont combattues avec succès par de petites doses d'ergot. Les douleurs augmentent d'abord, puis se calment bientôt.

« Quant aux hémorrhagies, suites de couches, le meilleur moyen de les combattre est de faire prendre à la malade la position horizontale, le repos absolu et prolongé pendant plusieurs jours après la cessation de l'hémorrhagie. Ce moyen serait insuffisant, si l'on n'avait recours en même temps à l'ergot de seigle, qu'on administre à la dose de deux grammes par jour en quatre prises. »

M. Joulin n'éprouve, dans les cas d'avortement, aucun scrupule à administrer l'ergot de seigle, et à ce sujet je rappellerai une observation publiée par lui en 1854, dans le *Moniteur des hôpitaux*.

« Je donnais, dit-il, mes soins à une dame qui avait déjà eu trois avortements sur six grossesses. Il s'agissait d'une nouvelle fausse couche de deux mois et demi. Le laudanum et le repos triomphèrent de l'hémorrhagie et des contractions utérines ; mais, lorsque la malade tentait de se lever, tous les phénomènes morbides reparaissaient de nouveau. Fatigué de ces récidives, et ne comptant plus sur l'efficacité des moyens que j'avais mis en œuvre, je résolus d'utiliser les propriétés hémostatiques de l'ergot de seigle, sans m'arrêter à cette réputation de drogue abortive qui lui a été faite sans raisons suffisantes. L'ergot de seigle active les contractions physiologiques quand le travail est commencé ; mais il est douteux qu'il les fasse naître.

« J'administrais la poudre d'ergot à la dose d'un gramme par jour en trois paquets, suspendant toute autre médication. J'avais eu soin de recommander l'emploi du laudanum à haute dose dans le cas où ma tentative aurait eu un résultat fâcheux. Avant la troisième prise, le sang, qui coulait assez abondamment, s'arrêta et ne reparut plus.

« Une dizaine de jours après, nouvelle hémorrhagie, accompagnée de contractions. La malade, qui avait encore de l'ergot de seigle, ne me fit pas appeler et prit le médicament comme je l'avais prescrit. Le résultat fut le même, et la grossesse poursuivit son cours jusqu'à terme sans nouvel accident.

La récidive du succès montre assez clairement que la disparition des accidents fut bien due à l'action du médicament, et qu'on peut trouver là une ressource dans les cas où l'avortement n'est point le résultat de la mort du fœtus. Cette médication, appliquée avec prudence, me paraît sans inconvénient à cette période de la grossesse. Plus tard, je la tenterai encore, après avoir inutilement employé les autres moyens, seulement je surveillerai attentivement le malade.

« Les contre-indications qui ont été tirées de l'état prétendu pléthorique de la malade, d'un état inflammatoire ou spasmodique de l'utérus, n'ont aucune valeur sérieuse et sont basées sur des idées théoriques qui ne méritent pas d'être discutées. La primiparité n'est même pas une contre-indication, seulement il faut surveiller avec le plus grand soin la période d'expulsion, pour éviter les déchirures des parties molles. »

Aux indications obstétricales ne se borne pas le rôle de l'ergot dans la thérapeutique, il en a plusieurs autres et des plus importants dans le traitement de certaines maladies internes.

Ces emplois multiples, il les doit à ses propriétés excitatrices si remarquables de la contractilité des fibres musculaires lisses des vaisseaux et de l'utérus. Aussi le voyons-nous, tout d'abord, employé dans les hémorrhagies. M. Bonjean le considère comme hémostatique par excellence, non-seulement dans les hémorrhagies utérines, mais encore dans toutes les autres ayant une cause interne. Sparjani, Pignacco, Cabini, l'ont prescrit à de nombreux malades atteints d'hémoptysie, d'hématurie, d'épistaxis et d'hématémèse. Moi-même, pendant mon internat à Arras, je le vis d'abord employé avec succès par les chirurgiens militaires, dans l'hémoptysie, et, répétant alors son usage dans les salles de l'hôpital civil, je fus étonné des succès remarquables que ce médicament, alors nouveau pour moi, nous fit obtenir dans le traitement des hémorrhagies tant symptomatiques que sympathiques.

On alla plus loin. G. Sée étendant l'usage de l'ergotine au traitement des maladies du cœur, remarqua que, lorsqu'on veut obtenir une sédation puissante, mais passagère, on doit l'employer de préférence même à la digitale, dont l'action moins énergique paraît plus durable. Le professeur de clinique médicale a donné l'ergotine à la dose de 1 gramme dans un julep gommeux de 125 grammes, à quatre malades atteints : deux d'hypertrophie excentrique considérable; un d'une hypertrophie concentrique du ventricule gauche, et le dernier d'un rétrécissement énorme de l'orifice auriculo-ventriculeux gauche, avec insuffisance très-marquée de l'orifice aortique, et enfin induration cartilagineuse des valvules sigmoïdes et mitrales. Chez deux de ces malades, les battements étaient très-forts, très-développés, mais irréguliers dans leur rhythme, et de plus très-inégaux chez l'un d'eux; le pouls battait 106 à 110 fois par minute. Dans les deux autres cas, le pouls était inégal, irrégulier, et donnait de 52 à 60 et de 56 à 84 pulsations par minute. Les effets produits par l'ergotine dans la circulation chez les divers malades sont résumés par M. Sée dans les propositions suivantes :

1° Chez tous les malades, le médicament a réussi à produire une diminution manifeste et assez durable de la force du pouls;

2° Il a produit en même temps un ralentissement évident dans les cas où le pouls s'éloignait beaucoup de l'état normal sous le rapport de la fréquence;

3° Enfin, dans le cas où la fréquence était peu considérable et le type intermittent, le médicament n'a eu que peu d'action sur le nombre et le rhythme des pulsations.

Les doses les plus convenables pour commencer, dit Sée, sont de 1/2 à 1 gramme par jour, sauf à les doubler le lendemain ou les jours suivants, ce que l'on peut faire sans inconvénients.

L'action que le seigle ergoté et l'ergotine exercent sur l'utérus, les sensations et les soubresauts qu'ils déterminent dans les membres, devaient faire présumer que cette action excitatrice se reproduirait dans les muscles de la vie de relation, et contribuerait à ramener les mouvements dans une partie du corps réduite à l'inertie par une paralysie. Barbier (d'Amiens), Payan (d'Aix) ont employé, dans ce but, l'ergot de seigle chez certains malades atteints d'hémiplégie ou de paralysie liée aux affections du cerveau et de la moelle épinière. Güersant, Kensley et Houston l'on opposé, ainsi que M. Millet, aux paralysies vésicales, et tous obtinrent des améliorations ou des guérisons qu'ils se crurent en droit de rapporter à leur médication.

Les paralysies dans lesquelles l'ergot est indiqué, selon Brown-Séquard, sont celles qui s'accompagnent d'une irritation des nerfs vaso-moteurs, sensitifs ou moteurs, c'est-à-dire, dans les cas de congestion ou d'inflammation de la moelle ou de ses membranes.

On le voit, les usages de l'ergot sont nombreux, et encore en ai-je omis plusieurs, tels que son emploi dans la leucorrhée, préconisé par Trousseau, Bazzani, Marshall-Hall, Prescott et Negri, ainsi que dans l'incontinence d'urine et bien d'autres affections dont l'énumération même me forcerait d'élargir outre mesure le cadre déjà si vaste que je m'étais proposé.

Je ne puis pourtant en finir avec cet exposé, sans parler quelque peu de l'usage externe que certains chirurgiens ont cru devoir faire de ce médicament, et dont ils se sont félicités. J'en dirai donc quelques mots, après quoi je donnerai quelques-unes des formules les plus employées de ce produit pharmaceutique, et je terminerai cet ouvrage par la traduction d'un travail des plus curieux, publié à Londres en février 1870 et dû au professeur Hirschfeld, d'Edimbourg, qui lui donne pour titre : *Somes notes on the action of ergot and ergotine.*

Je sais bien qu'au point de vue obstétrical je n'ai pas satisfait pleinement la curiosité de mes lecteurs. Mais, franchement, pouvais-je entrer, sans scrupule, dans le cœur d'une question encore si controversée ?

Lorsque des expériences sérieusement faites m'auront suffisamment renseigné sur les vertus réelles de l'ergot de seigle, je reprendrai en particulier ce sujet. Qu'on ne l'oublie pas ; ce travail, je le répète, n'est que le précurseur d'un ouvrage expérimental, à la suite duquel je ne craindrai plus de dire hautement ma façon de penser sur ce médicament, car j'aurai expérimenté, j'aurai vu.

Usage externe de l'ergotine. — Le Dr Wright ayant appliqué une solution de poudre d'ergot sur l'artère caudale d'un cheval, préalablement divisée, constata un arrêt rapide de l'hémorrhagie. Il expérimenta sur une jugulaire et une grande saphène, et toujours avec le même résultat. Ces expériences tombèrent-elles sous les yeux de Sédillot, toujours est-il que cet illustre praticien s'en servit comme d'un hémostatique puissant, et le préconise à ce titre.

Ce chirurgien se sert pour cela d'une solution de 10 grammes d'ergotine dans 100 ou 200 grammes d'eau. Il en imbibe des gâteaux de charpie qu'il applique sur les plaies récentes, soit sur celles qui succèdent à la chute des eschares et qu'il maintient au moyen d'un bandage, de manière à exercer sur la plaie une compression modérée. La solution d'ergotine ne coagule pas le sang, comme le fait le perchlorure de fer, et ne paraît suspendre l'écoulement sanguin que par la condensation et le resserrement des tissus.

L'usage externe est également utile dans les plaies gangréneuses saignantes, les ulcères gangréneux, la suppuration fétide des plaies et amputations.—Mais comme cette solution s'altère vite, Sédillot recommande de la renouveler chaque jour.

Mode d'admisnitration et doses. — Je ne m'étendrai pas bien longuement sur ce sujet. Les formulaires sont là, à la porte de tous les praticiens, et bien plus complets que je ne saurais l'être.

Et, du reste, peu amateur de polypharmacie, il me semble que les formules suivantes peuvent très-bien remplir toutes les indications.

Je me bornerai donc à dire que pour ma part je donne ce médicament sous les formes ci-dessous :

1° En poudre, à la dose de 1 à 3 grammes par jour dans un julep gommeux ;

2° Sous forme d'extrait aqueux, ergotine Bonjean, également en po-tion, à la dose de 1 à 3 gram. ;

3° Enfin, par suite de la facilité avec laquelle ces potions s'altèrent et fermentent vite, je prescris volontiers les pilules suivantes, qui ont l'avantage de permettre l'administration du médicament par doses frac-tionnées et toujours identiques.

Pr. : Ergotine. . . . . 5 gr.
Magnésie calcinée. . . . 2 gr.
Extrait de ratanhia . . . 1 gr. 50 c.

En 70 pilules que l'on peut argenter pour les mieux conserver.

Les dragées d'ergotine Bonjean sont également d'un excellent em ploi et peuvent avec avantage remplacer, à la dose de 2 à 5 par jour, les pilules dont la formule précède.

NOTES SUR L'ACTION DE L'ERGOT ET DE L'ERGOTINE.

Par le Dr John Hirscheld, d'Edimbourg.

L'ergot de seigle a été reconnu depuis longtemps comme ayant un effet puissant sur la contractilité de l'utérus gravide; mais on ne lui connaissait pas d'autres effets, si ce n'est depuis peu.

Dans le *British medical*, journal de juin 1868, le Dr Debelle rapporte ses expériences sur la valeur de l'ergot de seigle dans le traitement de l'hémoptysie. Cette propriété si précieuse ne saurait être trop haute-ment appréciée, attendu que si vous jetez les yeux sur la nomenclature des substances employées dans ce cas, telles que les applications froides, le plomb, l'ipécachuana, les acides minéraux, et par dessus tous l'acide gallique, il sera facile de se rendre compte que l'hémorhagie, sous l'ac-tion de ces médicaments, aura bien pu s'amender, s'arrêter même pour quelques instants, sans être atteinte en elle-même.

L'acide gallique, celui sur lequel l'espoir est le plus fermement fixé, a été donné jusqu'à ce que la salive fût colorée, et cela sans que l'effet désiré se produisît, tandis que, si l'on donnait l'ergot ou l'ergotine, je suis convaincu, que l'attente ne serait pas trompée. Mes essais ne sont pas bien vastes, bien que, en qualité de médecin résidant à l'infirmerie royale, j'aie, pendant les huit derniers mois, observé des cas nombreux où ces agents me parurent fort avantageux. Souvent j'ai vu administrer l'acide gallique, mais je me garderai d'en louer les effets.

Lorsqu'une hémorrhagie survient dans le cours d'une phthisie, la toux est, je crois, l'une des causes les plus fâcheuses qui s'opposent à l'arrêt de l'écoulement du sang. Il est donc nécessaire, pour le calmer et arrêter en même temps l'hémorrhagie, d'employer certains agents, tels que l'opium, par exemple. Ce dernier même me semble avantageux, combiné avec l'ergot dans les proportions suivantes :

Pr. — Solution d'ergot . . . . ℥ vi.
Solution chlorydrate de morphine . . . . ℥ iij.
Eeau de casse. . . . . ℥ ijss.

Une cuillérée à thé toutes les trois heures.

Il est bon de soumettre, en même temps le sujet à un régime tonique et à l'usage des stimulants.

La prescription de Dobell est :

Pr.— Extrait aqueux d'ergot . . . . ℥ ij.
Teinture de digitale . . . . ʒ ij.
Acide gallique . . . . ʒ i.
Acide sulfurique hydraté . . . . ʒ j.
Infusion de roses . . . . ℥ viij.

Un sixième de la potion toutes les trois heures, jusqu'à cessation de l'hémorrhagie.

Mais c'est là une formule bien compliquée, et par suite, soumise à plus d'une objection, surtout lorsqu'une autre bien plus simple semble reunir avantageusement toutes les indications.

Dans un cas de phthisie récemment confié à mes soins, lorsque l'hémorrhagie survint, j'injectai sous la peau du bras 15 gouttes d'une solution d'ergotine. L'hémorrhagie s'arrêta.

Environ quinze jours après, la malade fut prise d'une nouvelle attaque d'hémoptysie, fort grave cette fois. Je répétai l'injection d'ergotine avec le même succès; mais deux heures après, l'hémorrhagie revint et je dus recourir au même moyen, cette fois avec pleine réussite.

L'hémorrhagie s'arrêta presque immédiatement, il n'en persista, pour quelque temps, qu'une coloration sanguine de la salive et des crachats.

La malade, après chaque injection, fut prise d'un frisson (*Rigor*) tellement prononcée, que plus loin je reviendrai sur ce sujet.

Dans un autre cas d'hémorrhagie, une épistaxis, cette fois, j'employai l'injection d'ergotine par la méthode hyperdermique, avec un égal succès, comme on peut s'en convaincre par la lecture de l'observation suivante.

T. W.... âgé de 32 ans, ouvrier mineur, fut admis à l'hôpital le 23 octobre 1869. Cet homme se plaignait de fréquents saignements de nez, ainsi que d'un gonflement fort douloureux derrière la mâchoire, du côté droit du cou. Ce qui était simplement un engorgement ganglionnaire.

Le malade déclara qu'un matin, environ quatorze semaines auparavant, il fut pris d'un saignement de nez qui dura deux heures et l'affaiblit beaucoup. Un jour ou deux après, nouvelle épistaxis, moins abondante pourtant que la première. Depuis ce temps, elle se reproduisait une ou deux fois la semaine, et depuis un mois environ, c'était tous les jours et même deux fois par jour, que le sang s'échappait par le nez. La veille de son entrée, l'attaque avait été tellement forte, elle l'affaiblit à tel point, qu'après, pour me servir de son expression, il ne *pouvait plus voir le feu* (I could not see the fire). Le médecin qui lui avait donné des soins, lui avait fait des insufflations de poudre « hémostatique » dans les voies nasales antérieures, mais le sang s'écoula par les orifices postérieurs, dans la bouche.

Pendant près d'un mois, sa poitrine fut douloureuse ; souvent il était obligé de s'asseoir et de se « tenir le cœur, » car il ne pouvait pas respirer. Il eut deux fortes attaques de rhumatisme.

Le malade est de taille ordinaire, bien fait ; les cheveux et les yeux bruns ; les conjonctives blanches ; la langue, les gencives extrêmement blanches, pâles, semblables à de la cire, et laissant voir la pulsation des des artères. Le pouls marquait 90 et était filiforme et séparé du choc cardiaque (apex-beat), par un intervalle appréciable. Le choc du cœur se faisait sentir sous la septième côte, au niveau du mamelon gauche ; le mouvement d'affaiblissement s'étendait de la partie inférieure de la troisième côte et du centre du sternum, en dehors, à un pouce environ en dehors du mamelon

Au choc correspond le premier bruit, accompagné d'un autre bruit, d'une certaine étendue, ainsi que d'un murmure diastolique. Ces deux bruits deviennent plus sensibles à mesure que l'on approche de la base du cœur où l'on n'entend plus que deux forts murmures de balançoire (see-saw). Son sommeil est agité et troublé par un bourdonnement dans la tête.

Affection du cœur. — Rétrécissement et insuffisance de l'orifice aortique, avec hypertrophie du cœur et surtout du ventricule gauche. L'épistaxis en était le résultat et la complication. Cela, Messieurs, était le point capital du cas observé. Le malade fut soumis à un régime reconfortant, à une médication tonique : fer et arsenic.

25 octobre. Le malade fut pris, à deux heures du matin, d'un fort saignement de nez. A mon arrivée, je le trouvai assis ; le sang s'écoulait par les narines, et par les voies postérieures lui revenait dans la bouche. Je lui injectai sous la peau du bras 2 gr. 1/2 d'ergotine en solution ; trois minutes après, je répétai l'injection, mais, cette fois, je la portai à 3 grammes et me préparai au tamponnement ; mais, au bout de deux minutes, le sang coula plus lentement, et cinq minutes après, il était complétement arrêté.

Le 28. Ce matin-là, vers quatre heures du matin, nouvelle épistaxis. Comme plus haut, j'employai 3 grains d'ergotine en solution, attendant deux minutes pour répéter mon injection, et trois minutes après le sang était arrêté.

Le malade fut soumis à la diète séche (nourishing diet). La liqueur ergotisée lui fut prescrite en quinze petites doses (fifteen minims doses), car il y avait tendance à l'hémorrhagie.

Dès lors le malade alla de mieux en mieux, n'eut plus d'épistaxis, et fut renvoyé le 11 novembre, beaucoup mieux et plus fort.

En résumé, il me paraît concluant que la cessation de l'hémorrhagie est due à l'action de l'ergotine. Ces deux cas sont d'un grand poids, le dernier surtout à cause de la soumission (patentey) de l'hémorrhagie, que l'on peut, dès à présent, la considérer comme arrêtée.

Tous les autres hémostatiques employés en médecine, ou réputés tels, demandent un temps considérable pour le développement de leur action, et, par cette raison, il est fort difficile de se rendre compte de leur véritable valeur ; l'ergotine, au contraire, agit d'une manière instantanée. Il est donc facile de constater sa réelle puissance ; car, en vérité, elle présente d'énormes avantages sur les autres remèdes.

Si l'injection hypodermique avait, cette fois, failli dans l'arrêt de l'hémorrhagie nasale, j'aurais employé le tamponnement des narines ; mais ceux d'entre nous qui ont pratiqué cette dernière opération, avoueront qu'elle n'est ni facile, ni amusante à faire, et bien moins agréable encore, bien plus gênante pour le malade.

Quelques mots sur son mode d'action. On a pensé que l'ergot faisait contracter l'utérus gravide, par son action sur les fibres lisses, qui en-

trent en si large part dans la composition de cet organe ; sur la foi de
cette propriété, les accoucheurs en faisaient grand usage. Partant de
cette idée que l'agent qui produit cette contraction de certains tissus de
nos organes doit agir de même sur des portions semblables de l'économie, nous arrivons à conclure que l'ergot et l'ergotine agissent d'une
manière indirecte ou non sur la tunique musculaire des artères, cause
leur contraction, et par suite l'arrêt de l'écoulement sanguin. Aussi
est-il étonnant qu'un fait de telle évidence ait pu être si longtemps négligé.

Avant J. Hunter, les artères étaient, disait-on, composées de trois
tuniques : tunique externe, tunique moyenne fibreuse ou élastique, tunique interne. Mais nous savons maintenant que la tunique fibreuse ou
élastique est composée de deux couches : une profonde, composée des
fibres cellules de Kollikër et qui ne diffère pas à la vue des fibres de la
vie organique rencontrées dans les autres organes ; une supérieure constituée par des éléments élastiques.

Ces deux couches, qui constituent l'ancienne tunique fibreuse ou
élastique, se trouvent en différentes proportions dans les diverses artères. Dans les grandes artères, l'élément élastique prédomine, à tel
point que dans l'aorte on rencontre à peine de tissu musculaire. Dans
les petites, au contraire, l'épaisseur de la couche musculaire va en augmentant, tandis que l'élément élastique diminue. Dans les capillaires les
plus gros, alors que vous trouvez trace de couche épithéliale, vous
rencontrez en même temps la tunique musculaire, à l'état rudimentaire.
Les plus petits capillaires consistent en une membrane transparente,
homogène, dans laquelle s'aperçoivent quelques noyaux.

Maintenant vous voyez, d'après la structure des artères, que si l'ergot
ou l'ergotine agissent comme on le suppose, ces deux agents peuvent
devenir très-puissants pour arrêter les hémorrhagies.

Ce mode d'action est rendu, sinon absolument certain, du moins très-
probable par une expérience du D° Mendows sur une grenouille. Laissons parler l'expérimentateur :

« Ayant étendu la membrane interdigitale d'une grenouille sous le
champ du microscope, j'injectai un grain d'ergotine en solution. En
peu d'instants, l'effet se produisit. Tout d'abord la circulation devint
beaucoup plus rapide ; puis, très-peu après, elle sembla s'arrêter quelques minutes, et le calibre des plus gros vaisseaux était fort diminué.
Pendant quelques moments, la circulation fut troublée, irrégulière,
spasmodique, le sang avançant et rétrogradant alternativement. Cette

oscillation dura près d'une demi-heure. Au bout de ce temps, le phénomène alla s'éteignant, et le flot sanguin reprit comme par le passé
son cours uniforme et normal. »

Je fis l'expérience suivante pour ma propre satisfaction et pour trouver sa véritable action.

Ayant disposé la membrane inter-digitale d'une grenouille sous le
microscope, j'injectai dans un doigt de la patte de l'animal une solution
contenant un demi-grain d'ergotine. D'abord la circulation devint plus
rapide et le calibre des vaisseaux me parut diminué. En quelques secondes, la circulation se ralentit, fut interrompue par de petites oscilla-
tions, puis revint à son premier état.

Trois quarts d'heure après cette expérience, j'injectai une solution
contenant un grain d'ergotine dans le dos de ma grenouille. La circulation devint plus rapide, puis en quelques secondes se ralentit, et les
vaisseaux se contractèrent. En trente secondes, les mouvements oscillatoires apparurent ; le sang progressait toujours, mais d'une manière
spasmodique, comme si chaque impulsion du cœur le faisait avancer
un peu. En une minute et cinquante secondes, arrêt complet de la circulation, à tel point que je crus à la mort de l'animal. Sa respiration
me semblait pour toujours interrompue. Cinq minutes après, les glo-
bules furent repris d'un mouvement oscillatoire, et comme poussés par
la vis à tergo, ils s'acheminèrent lentement. En seize minutes, bien que
les oscillatoires fussent encore bien marquées, leur marche était déjà
sensible. J'examinai alors la circulation dans la membrane de l'autre
patte. Elle était exactement la même, et trente-quatre secondes après,
la circulation était la même qu'avant mon expérience.

Dans ces expériences, les vaisseaux étaient contractés d'à peu près
la moitié de leur calibre.

La théorie de Cullen sur le frisson de la fièvre (*rigor of fever*) non-
seulement confirme les expériences précédentes, mais encore peut être
confirmée par elles.

Il attribue le frisson à une contraction spasmodique des capillaires.
Nous venons de voir que l'ergotine produit la contraction des capillaires,
et dans le cas de phthisie rapporté plus haut, chaque injection était
suivie d'un frisson bien marqué.

La netteté avec laquelle ce frisson m'apparut me poussa à expérimenter avec l'ergotine, dans l'espoir d'en provoquer aussi. J'expéri-
mentai deux fois sur moi-même, et cela sans réussite. Je ne fus pas

plus heureux sur un de mes amis. Je ne perdis pas courage, et un soir je pratiquai au bras de trois hommes une injection qui chez l'un fut, s'il faut le croire, suivie de frisson. Je ne suis pourtant pas bien édifié sur son compte.

Je refis mon injection sur un jeune homme de 19 ans, petit pour son âge et délicat. Sept minutes après, il fut pris d'un frisson très-sensible. « Je frémis, me dit-il, et fut pris de défaillance, *I schook and was a chittering.* » Chez ce garçon, mon injection contenait largement 4 grains d'ergotine, aussi ai-je pensé que mon insuccès dans les cas précédents venait de ce que ma première liqueur n'en contenait que 3.

J'ai souvent fait des injections d'ergotine sur le sternum d'une femme, âgée de 27 ans, et chaque fois je la vis frissonner et éprouver un sentiment de pesanteur et d'angoisse dans la poitrine. Ces phénomènes disparaissaient dans l'espace d'une demi-heure environ. »

Ici se termine mon livre. Fidèle à mon programme, je me suis efforcé de faire connaître l'ergot de seigle au double point de vue des calamités que son usage alimentaire cause aux populations et des résultats que la physiologie et partant la thérapeutique retireront à un moment donné de cet agent remarquable.

Après tout ce qui précède, après la concordance de faits si bien établie entre les expériences de Sée, de Brown-Séquard, de Holmes, de Millet, du Dr Hirschfeld, que pourrait-on dire de plus sur ce sujet ? En présence de telles autorités, on ne peut que croire, mais croire jusqu'au moment où des expériences plus parfaites nous viendraient faire connaître de nouvelles propriétés inhérentes à l'ergot de seigle ou étendre celles que nous lui attribuons déjà.

Puissent donc de nouveaux essais jeter bientôt une lumière plus vive sur ce magnifique agent thérapeutique ; puissions-nous surtout, luttant contre l'empirisme, en répandre l'usage méthodique et raisonné dans la pratique médicale, de manière à n'avoir plus à enregistrer que des résultats heureux ou tout au moins rationnels de ce médicaments qui, arme à deux tranchants, peut devenir si funeste entre des mains inexpérimentées ou ignorantes !

NOTES.

a, page 43. — M. Tessier, dans son ouvrage sur les maladies des grains, publié en 1783, avait déjà, à la page 160 de son livre, parlé d'avortements survenus entre autres accidents, par suite de l'usage alimentaire de ce mauvais grain.

b, page 72. — M. Courhaud, ayant analysé de l'ergot, dit, en 1837, avoir découvert un acide qu'il appelle « acide ergotique. » — « L'ammoniaque, ajoute-t-il, le neutralise en moins de deux minutes sur le grain, et en moins de deux heures sur le malade. » — C'est à cet acide que l'auteur attribue la propriété spécifique du seigle ergoté sur l'utérus, acide qui, selon lui, détermine la contraction des vaisseaux sanguins de cet organe, en expulse le sang et qui, agissant de la même manière sur les vaisseaux lactés, coagule le lait et s'oppose à son cours.

c, page 76. — La triméthylamine $C^6 H^9 Az$ se rencontre en assez forte proportion dans la saumure de harengs. Elle s'obtient en distillant celle-ci avec de la potasse; le produit renferme de l'ammoniaque. D'après Dessaignes, le produit de la distillation du vulvaire (*chenopodium vulvaria*) en renferme en assez grande proportion.

Souvent la triméthylamine est confondue avec la tritylamine que l'on appelle aussi azoture de trityle, tritylammoniaque, propylamine, œnylamine, etc. D'après Wersthein, cette dernière substance se rencontre dans le produit du traitement à une température de 200° de la narcotine par la potasse ou la soude; d'après Anderson, dans le produit du traitement à une température de 120° à 175° de la codéine par la chaux iodée; d'après Dessaignes, dans le produit de la distillation du vulvaire.

La trylamine est employée, dans une certaine partie de l'Allemagne, comme spécifique contre la goutte.

d, page 94. — Telle n'est pas, à ce sujet, la manière de voir de M. le professeur Pajot, dont la voix, en cette matière, jouit d'une incontestable autorité, et qui a bien voulu me faire les observations suivantes :

Après l'expulsion du fœtus, l'usage de l'ergot, pour faciliter la délivrance complète, est dangereuse et doit être répudié. Il y aurait, en effet, lieu de craindre que le col de l'utérus, se rétractant soudain, retînt le placenta, et qui peut dire alors les épouvantables conséquences qui surviendraient. Il vaut mieux, lorsqu'il y a rétention du placenta, enfoncer la main dans l'utérus et l'y saisir, sauf, après son extraction, à combattre l'hémorrhagie par les moyens classiques, voire même alors par le seigle ergoté, qui deviendrait sans danger.

M. Pajot n'approuve pas non plus l'emploi de ce médicament dans les fausses couches. Le médecin, dit-il, doit faire tout pour arrêter la chute de l'œuf ou du fœtus. C'est un scrupule qu'il doit avoir et qui l'empêchera de provoquer un avortement que son devoir, au contraire, est de faire tout pour arrêter. Si pourtant l'œuf est expulsé, si l'avortement est consommé lorsqu'intervient le médecin, l'ergot de seigle pourra trouver son emploi, attendu que son objet sera dès lors de mettre fin à un écoulement sanguin dont la continuité pourrait devenir fatale à la mère.

e, page 103. — Je terminais ce mémoire, lorsque me parvint le dernier numéro du *Bulletin général de thérapeutique*, dans lequel je trouvai le court article suivant, emprunté, comme celui du Dʳ Hirschfeld, au *British medical journal* et confirmant, en tous points, l'assertion du professeur d'Edimbourg qui, du reste, me semble avoir été le premier auteur qui ait conseillé l'ergot en injections hypodermiques pour arrêter les hémorrhagies.

Je cite textuellement le journal du Dʳ Brichteau et laisse au lecteur le soin de faire lui-même les rapprochements qui lui sembleront convenables entre l'article suivant et celui dont je lui ai plus haut donné la traduction.

« L'extrait d'ergot de seigle, improprement appelé ergotine, a été maintes fois employé avec succès, soit comme moyen hémostatique externe, soit à l'intérieur pour combattre diverses hémorrhagies et notamment l'hémoptysie. Dans ces derniers cas, il avait toujours été administré par la voie gastrique, lorsque dans ces derniers temps M. Balfour eut l'idée de recourir à un autre procédé d'introduction, celui des injections hypodermiques. Cet exemple a été suivi récemment par M. A. Jamieson chez un malade, dont voici brièvement l'observation.

Un homme de 41 ans, paraissant d'assez forte constitution, mais toussant depuis assez longtemps déjà, à la suite d'un refroidissement auquel il s'était exposé étant dans un état d'ivresse, fut pris de crachement de sang. M. Jamieson, appelé au bout de vingt-quatre heures, fît dans le tissu cellulaire du bras une injection de 30 centigrammes d'ergotine délayée dans un peu d'eau. L'hémoptysie fut arrêtée. Mais le malade ayant repris son travail, elle reparut abondante au bout de trois jours. Une nouvelle injection fut pratiquée, et le malade reçut la prescription de garder le repos absolu au lit; l'hémorrhagie cessa une seconde fois. Six mois après, celle-ci s'étant reproduite de nouveau avec abondance, une seule injection en fit encore justice.

Ce mode d'emploi de l'ergotine semble mériter d'être étudié ; il paraît, du reste, être exempt d'inconvénients sérieux, l'injection n'ayant déterminé chaque fois qu'une irritation passagère de la peau.

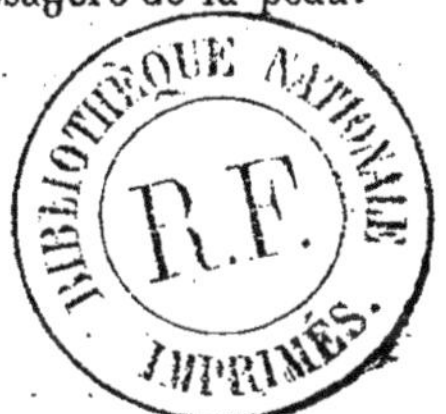

TABLE DES MATIÈRES.

Paris. A. Parent, imprimeur de la Faculté de Médecine, rue Mr-le-Prince, 31.

www.ingramcontent.com/pod-product-compliance
Ingram Content Group UK Ltd.
Pitfield, Milton Keynes, MK11 3LW, UK
UKHW022315070726
13614UKWH00002B/758